各科护理操作规范与实践

刘胜 等 主编

江西科学技术出版社

江西·南昌

图书在版编目（CIP）数据

各科护理操作规范与实践 / 刘胜等主编 . -- 南昌：
江西科学技术出版社，2019.12（2024.1 重印）
ISBN 978-7-5390-7102-2

Ⅰ . ①各… Ⅱ . ①刘… Ⅲ . ①护理 - 技术操作规程
Ⅳ . ① R472-65

中国版本图书馆 CIP 数据核字（2019）第 284714 号

选题序号：ZK2019288

责任编辑：王凯勋 万圣丹

各科护理操作规范与实践
GEKE HULI CAOZUO GUIFAN YU SHIJIAN

刘胜 等 主编

封面设计	卓弘文化
出　　版	江西科学技术出版社
社　　址	南昌市蓼洲街 2 号附 1 号
	邮编：330009　电话：（0791）86623491　　86639342（传真）
发　　行	全国新华书店
印　　刷	三河市华东印刷有限公司
开　　本	880mm×1230mm　1/16
字　　数	308 千字
印　　张	9.5
版　　次	2019 年 12 月第 1 版　2024年1月第1版第2次印刷
书　　号	ISBN 978-7-5390-7102-2
定　　价	88.00 元

赣版权登字：-03-2019-432

编　委　会

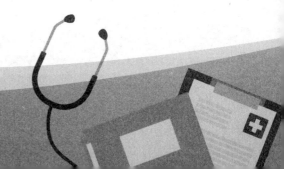

前　言

　　护理学是一门以防治疾病、保护人类健康，以及和社会科学、自然科学互相渗透为任务的综合性学科。随着医学科学的迅猛发展，护理学从理论上和科研实践上得到长足的进步，新理论、新技术及新的科研成果不断面世，促进了护理学的发展，同时伴随而来的是传统护理知识与技术已经不能适应现代护理学科的发展。为了能够使广大护理人员适应现代医学及护理学的发展，我们本着科学实用的原则，结合长期在临床一线工作的高级护理人员经验，从护理常见基础诊疗操作、疾病的护理及护理管理与健康管理、康复护理等方面编写了此书。

　　全书首先介绍了临床护理生命体征检查的基础内容，其次重点讲述了神经内科常见疾病、呼吸内科疾病、胸外科疾病、儿科呼吸系统疾病、小儿消化系统疾病、口腔常见疾病的护理、常见急重症，最后介绍了整形外科、护理管理与健康管理、康复护理常用技术与常见病康复护理的内容。本书在编写过程中参考了大量相关专著和资料，吸收了先进的护理理论知识并与实践相结合，题材新颖、内容翔实，具有较强的科学性、指导性和可操作性。

　　本书在编写过程中虽力求做到完整统一，但是由于现代护理学的发展日新月异，且编写人员较多，写作方式与文笔风格不尽一致，所以，书中难免存在疏漏之处，望广大读者给予批评指正。

编　者

2019 年 12 月

目　录

第一章
临床护理生命体征检查

第一节 体 温

体温由三大营养物质糖、脂肪、蛋白质，氧化分解而产生。50% 以上迅速转化为热能，50% 贮存于三磷酸腺苷（ATP）内，供机体利用，最终仍转化为热能散发到体外。正常人体的温度是由大脑皮质和丘脑下部体温调节中枢所调节（下丘脑前区为散热中枢，下丘脑后区为产热中枢），并通过神经、体液因素调节产热和散热过程，保持产热与散热的动态平衡，所以正常人有相对恒定的体温。

一、正常体温及生理性变化

（一）正常体温

通常说的体温是指机体内部的温度，即胸腔、腹腔、中枢神经的温度，又称体核温度，较高且稳定。皮肤温度称体表温度。临床上通常用测量口温、肛温、腋温来衡量体温。在这三个部位测得的温度接近身体内部的温度，且测量较为方便。三个部位测得的温度略有不同，口腔温度居中，直肠温度较高，腋下温度较低。同时在三个部位进行测量，其温度差一般不超过去 1℃。这是由于血液在不断地流动，将热量很快地由温度较高处带往温度较低处，因而机体各部的温度一般差异不大。

体温的正常值不是一个具体的点，而是一个范围。机体各部位由于代谢率的不同，温度略有差异，常以口腔、直肠、腋窝的温度为标准，个体体温可以较正常的平均温度增减 0.3 ~ 0.6℃，健康成人的平均温度波动范围见（表 1-1）。

表 1-1　健康成人不同部位温度的波动范围

部位	波动范围
口腔	36.2 ~ 37.2℃
直肠	36.5 ~ 37.5℃
腋窝	36.0 ~ 37.0℃

（二）生理性变化

人的体温在一些因素的影响下，会出现生理性的变化，但这种体温的变化，往往是在正常范围内或是一闪而过的。

1. 时间

人的体温 24 h 内的变动大约在 0.5 ~ 1.5℃之间，呈周期性变化一般清晨 2 ~ 6 时体温最低，下午 2 ~ 6 时体温最高。这种昼夜的节律波动，与机体活动代谢的相应周期性变化有关。如长期从事夜间工作的人员，可出现夜间体温上升，日间体温下降的现象。

2. 年龄

新生儿因体温调节中枢尚未发育完全，调节体温的能力差，体温易受环境温度影响而变化；婴幼儿由于代谢率高，体温可略高于成人；老年人代谢率较低，血液循环变慢，加上活动量减少，因此体温略低于成年人。

3. 性别

一般来说，女性比男性有较厚的皮下脂肪层，维持体热能力强，故女性体温较男性高约 0.3℃。并且女性的基础体温随月经周期出现规律变化，即月经来潮后逐渐下降，至排卵后，体温又逐渐上升。这种体温的规律性变化与血中孕激素及其代谢产物的变化有关。

4. 环境温度

在寒冷或炎热的环境下，机体的散热受到明显的抑制或加强，体温可暂时性的降低或升高。另外，气流、个体暴露的范围大小亦影响个体的体温。

5. 活动

任何需要耗力的劳动或运动活动，都使肌肉代谢增强，产热增加，体温升高。

6. 饮食

进食的冷热可以暂时性地影响口腔温度，进食后，由于食物的特殊动力作用，可以使体温暂时性地升高 0.3℃左右。

另外，强烈的情绪反应、冷热的应用以及个体的体温调节机制都对体温有影响，在测量体温的过程中要加以注意并能够做出解释。

（三）产热与散热

1. 产热过程

机体产热过程是细胞新陈代谢的过程。人体通过化学方式产热，即食物氧化、骨骼肌运动、交感神经兴奋，甲状腺素分泌增多，以及体温升高均可提高新陈代谢率，而增加产热量。

2. 散热过程

机体通过物理方式进行散热。机体大部分的热量通过皮肤的辐射、传导、对流、蒸发来散热；一小部分的热量通过呼吸、尿、粪便而散发于体外。当外界温度等于或高于皮肤温度时，蒸发就是人体唯一的散热形式。

辐射：是热由一个物体表面通过电磁波的形式传至另一个与它不接触物体表面的一种形式。在低温环境中，它是主要的散热方式，安静时的辐射散热所占的百分比较大，可达总热量的 60%。其散热量的多少与所接触物质的导热性能、接触面积和温差大小有关。

传导：是机体的热量直接传给同它接触的温度较低的物体的一种散热方法，如冰袋、冰猫的使用。

对流：是传导散热的特殊形式。是指通过气体或液体的流动来交换热量的一种散热方法。

蒸发：由液态转变为气态，同时带走大量热量的一种散热方法，分为不显性出汗和发汗两种形式。

二、异常体温的观察

人体最高的耐受热为 40.6 ~ 41.4℃，低于 34℃或高于 43℃，则极少存活。升高超过 41℃，可引起永久性的脑损伤；高热持续在 42℃以上 24 h 常导致休克及严重并发症。所以对于体温过高或过低者应密切观察病情变化，不能有丝毫的松懈。

（一）体温过高

体温过高又称发热，是由于各种原因使下丘脑体温调节中枢的功能障碍，产热增加而散热减少，导致体温升高超过正常范围。

1. 原因

（1）感染性：如病毒、细菌、真菌、螺旋体、立克次体、支原体、寄生虫等感染引起的发热最多见。

（2）非感染性：无菌性坏死物质的吸收引起的吸收热、变态反应性发热等。

2. 发热分类

以口腔温度为例，按照发热的高低将发热分为以下几类：

低热：37.5 ~ 38℃。

中等热：38.1～39℃。

高热：39.1～41℃。

超高热：41℃及以上。

3. 发热过程

发热的过程常依疾病在体内的发展情况而定，一般分为三个阶段。

（1）体温上升期：特点是产热大于散热。主要表现：皮肤苍白、干燥无汗，患者畏寒、疲乏，体温升高，有时伴寒战。方式：骤升和渐升。骤升指体温在数小时内升至高峰，如肺炎球菌导致的肺炎；渐升指体温在数小时内逐渐上升，数日内达高峰，如伤寒。

（2）高热持续期：特点是产热和散热在较高水平上趋于平衡。主要表现：体温居高不下，皮肤潮红，呼吸加深加快，脉搏增快并有头痛、食欲不振、恶心、呕吐、口干、尿量减少等症状，甚至惊厥、谵妄、昏迷。

（3）体温下降期：特点是散热增加，产热趋于正常，体温逐渐恢复至正常水平。方式：骤降和渐降。主要表现：大量出汗、皮肤潮湿、温度降低为体温骤降。老年人易出现血压下降、脉搏细速、四肢厥冷等循环衰竭的休克症状。骤降指体温一般在数小时内降至正常，如大叶性肺炎、疟疾；渐降指体温在数天内降至正常，如伤寒、风湿热等。

4. 热型

将不同的时间测得的体温绘制在体温单上，互相连接就构成体温曲线。各种体温曲线形状称为热型。有些发热性疾病有特殊的热型，通过观察体温曲线可协助诊断。但需注意，药物的应用可使热型变得不典型。常见的热型有：

（1）稽留热：体温持续在39～40℃左右，达数日或数周，24 h波动范围不超过1℃。常见于大叶性肺炎、伤寒等急性感染性疾病的极期。

（2）弛张热：体温多在39℃以上，24 h体温波动幅度可超过2℃，但最低温度仍高于正常水平。常见于化脓性感染、败血症、浸润性肺结核、风湿热等疾病。

（3）间歇热：体温骤然升高达高峰后，持续数小时又迅速降至正常，经过一天或数天间歇后，体温又突然升高，如此有规律地反复发作，常见于疟疾。

（4）不规则热：发热不规律，持续时间不定。常见于流行性感冒、肿瘤等疾病引起的发热。

（二）体温过低

体温过低是指由于各种原因引起的产热减少或散热增加，导致体温低于正常范围，称为体温过低。当体温低于35℃时，称为体温不升。体温过低的原因如下：

（1）体温调节中枢发育未成熟：如早产儿、新生儿。

（2）疾病或创伤：见于失血性休克、极度衰竭等患者。

（3）药物中毒。

三、体温异常的护理

（一）体温过高

降温措施有物理降温、药物降温及针刺降温。

1. 观察病情

加强对生命体征的观察，定时测量体温，一般每日测温4次，高热患者应每4 h测温一次，待体温恢复正常3天后，改为每日1～2次，同时观察脉搏、呼吸、血压、意识状态的变化；及时了解有关各种检查结果及治疗护理后病情好转还是恶化。

2. 饮食护理

（1）补充高蛋白、高热量、高维生素、易消化的流质或半流质饮食，如：粥、鸡蛋羹、面片汤、青菜、新鲜果汁等。

（2）多饮水，每日补充液量2 500～3 000 mL，必要时给予静脉点滴，以保证入量。

由于高热时，热量消耗增加，全身代谢率加快，蛋白质、维生素的消耗量增加，水分丢失增多，同时消化液分泌减少，胃肠蠕动减弱，所以宜及时补充水分和营养。

3. 使患者舒适

（1）安置舒适的体位让患者卧床休息，同时调整室温和避免噪声。

（2）口腔护理：每日早、晚刷牙，饭前、饭后漱口，不能自理者，可行特殊口腔护理。由于发热患者唾液分泌减少，口腔黏膜干燥，机体抵抗力下降，极易引起口腔炎、口腔溃疡，因此口腔护理可预防口腔及咽部细菌繁殖。

（3）皮肤护理：发热患者退热期出汗较多，此时应及时擦干汗液并更换衣裤和大单等，以保持皮肤的清洁和干燥，防止皮肤继发性感染。

4. 心理调护

注意患者的心理状态，对体温的变化给予合理的解释，以缓解患者紧张和焦虑的情绪。

（二）体温过低

1. 保暖

（1）给患者加盖衣被、毛毯、电热毯等或放置热水袋，注意小儿、老人、昏迷者，热水袋温度不宜过高，以防烫伤。

（2）暖箱：适用于体重小于 2 500 克，胎龄不足 35 周的早产儿、低体重儿。

2. 给予热饮

3. 监测生命体征

监测生命体征的变化，至少每小时测体温 1 次，直至恢复正常且保持稳定，同时观察脉搏、呼吸、血压、意识的变化。

4. 设法提高室温

维持室温在 22 ~ 24℃为宜。

5. 积极宣教

教会患者避免导致体温过低的因素。

四、测量体温的技术

（一）体温计的种类及构造

1. 水银体温计

水银体温计又称玻璃体温计，是最常用的最普通的体温计。它是一种外标刻度以红线的真空玻璃毛细管。其刻度范围为 35 ~ 42℃，每小格 0.1℃，在 37℃刻度处以红线标记，以示醒目。体温计一端贮存水银，当水银遇热膨胀后沿毛细管上升；因毛细管下端和水银槽之间有一凹陷，所以水银柱遇冷不致下降，以便检视温度。

根据测量部位的不同可将体温计分为口表、肛表、腋表。口表的水银端呈圆柱形，较细长；肛表的水银端呈梨形，较粗短，适合插入肛门；腋表的水银端呈扁平鸭嘴形。临床上口表可代替腋表使用。

2. 其他

如电子体温计、感温胶片、可弃式化学体温计等。

（二）测体温的方法

1. 目的

通过测量体温，判断体温有无异常了解患者的一般情况及疾病的发生，发展规律，为诊断、预防、治疗提供依据。

2. 用物准备

（1）测温盘内备体温计（水银柱甩至 35℃以下）、秒表、纱布、笔、记录本。

（2）若测肛温，另备润滑油、棉签、手套、卫生纸、屏风。

3. 操作步骤

（1）洗手、戴口罩，备齐用物，携至床旁。

（2）核对患者并解释目的。

（3）协助患者取舒适卧位。

（4）测体温：根据病情选择合适的测温方法：①测腋温：擦干汗液，将体温计放在患者腋窝，紧贴皮肤屈肘，臂过胸，夹紧体温计。测量 10 min 后，取出体温计用纱布擦拭，读数。②测口温法：嘱患者张口，将口表汞柱端放于舌下热窝处。嘱患者闭嘴用鼻呼吸，勿用牙咬体温计。测量时间 3 ~ 5 min。嘱患者张口，取出口表，用纱布擦拭并读数。③测肛温法：协助患者取合适卧位，露出臀部。润滑肛表前端，戴手套用手垫卫生纸分开臀部，轻轻插入肛表水银端 3 ~ 4 cm。测量时间 3 ~ 5 min 并读数。用卫生纸擦拭肛表。

（5）记录，先记录在记录本上，再绘制在体温单上。

（6）整理床单位。

（8）消毒用过的体温计。

4. 注意事项

（1）测温前应注意有无影响体温波动的因素存在，如 30 min 内有无进食、剧烈活动、冷热敷、坐浴等。

（2）体温值如与病情不符，应重复测量，必要时做肛温和口温对照复查。

（3）腋下有创伤、手术或消瘦夹不紧体温计者不宜测腋温；腹泻、肛门手术、心肌梗死的患者禁测肛温；精神异常、昏迷、婴幼儿等不能合作者及口鼻疾患或张口呼吸者禁测口温；进热食或面颊部热敷者，应间隔 30 min 后再测口温。

（4）对小儿、重症患者测温时，护士应守护在旁。

（5）测口温时，如不慎咬破体温计，应；①立即清除玻璃碎屑，以免损伤口腔黏膜。②口服蛋清或牛奶，以保护消化道黏膜并延缓汞的吸收。③病情允许者，进粗纤维食物，以加快汞的排出。

（三）体温计的消毒与检查

1. 体温计的消毒

为防止测体温引起的交叉感染，保证体温计清洁，用过的体温计应消毒。

先将体温计分类浸泡于含氯消毒液内 30 min 后取出，再用冷开水冲洗擦干，放入清洁容器中备用。（集体测温后的体温计，用后全部浸泡于消毒液中）。

（1）5 min 后取出清水冲净，擦干后放入另一消毒液容器中进行第二次浸泡，半小时后取出清水冲净，擦干后放入清洁容器中备用。

（2）消毒液的容器及清洁体温计的容器每周进行 2 次高压蒸汽灭菌消毒，消毒液每天更换一次，若有污染随时消毒。

（3）传染病患者应设专人体温计，单独消毒。

2. 体温计的检查

在使用新的体温计前，或定期消毒体温计后，应对体温计进行校对，以检查其准确性。将全部体温计的水银柱甩至 35℃ 以下，同一时间放入已测好的 40℃ 水内，3 min 后取出检视。若体温计之间相差 0.2℃ 以上或体温计上有裂痕者，取出不用。

第二节 脉 搏

一、正常脉搏及生理性变化

（一）正常脉搏

随着心脏节律性收缩和舒张，动脉内的压力也发生周期性的波动，这种周期性的压力变化可引起动脉血管发生扩张与回缩的搏动，该搏动在浅表的动脉可触摸到，临床简称为脉搏。正常人的脉搏节律均匀、规则，间隔时间相等，每搏强弱相同且有一定的弹性，每分钟搏动的次数为 60 ~ 100 次（即脉率）。脉搏通常与心率一致，是心率的指标。

（二）生理性变化

脉率受许多生理性因素影响而发生一定范围的波动，随年龄的增长而逐渐减慢，到高龄时逐渐增加。

1. 年龄

一般新生儿、幼儿的脉率较成人快，通常平均脉率相差 5 次 / 分钟。

2. 性别

同龄女性比男性快。

3. 情绪

兴奋、恐惧、发怒时脉率增快，忧郁睡眠时则慢。

4. 活动

一般人运动、进食后脉率会加快；休息、禁食则相反。

5. 药物

兴奋剂可使脉搏增快，镇静剂、洋地黄类药物可使脉搏减慢。

二、异常脉搏的观察

（一）脉率异常

1. 速脉

速脉指成人脉率在安静状态下大于 100 次 / 分，又称为心动过速。见于高热、甲状腺功能亢进（甲亢，由于代谢率增加而使脉率增快）、贫血或失血等患者。正常人可有窦性心动过速，为一过性的生理现象。

2. 缓脉

缓脉指成人脉率在安静状态下低于 60 次 / 分，又称心动过缓。见于颅内压增高、病窦综合征、Ⅱ度以上房室传导阻滞，或服用某些药物如地高辛、心可定、利血平、心得安等可出现缓脉。正常人可有生理性窦性心动过缓，多见于运动员。

（二）脉律异常

脉搏的搏动不规则，间隔时间不等，时长时短，称为脉律异常。

1. 间歇脉

间歇脉指在一系列正常均匀的脉搏中出现一次提前而较弱的脉搏，其后有一较正常延长的间歇（即代偿性间歇），亦称期前收缩。见于各种器质性心脏病或洋地黄中毒的患者；正常人在过度疲劳、精神兴奋、体位改变时也偶尔出现间歇脉。

2. 脉搏短绌

脉搏短绌指同一单位时间内脉率少于心率。绌脉是由于心肌收缩力强弱不等，有些心输出量少的搏动可发出心音，但不能引起周围血管搏动，导致脉率少于心率。特点为脉律完全不规则、心率快慢不一、心音强弱不等。多见于心房纤颤者。

（三）强弱异常

1. 洪脉

当心输出量增加，血管充盈度和脉压较大时，脉搏强大有力，称洪脉。多见于高热，甲状腺功能亢进、主动脉瓣关闭不全等患者运动后、情绪激动时也常触到洪脉。

2. 细脉

当心输出量减少，外周动脉阻力较大，动脉充盈度降低时，脉搏细弱无力，扪之如细丝，称细脉或丝脉。多见于心功能不全，大出血、主动脉瓣狭窄和休克、全身衰竭的患者，是一种危险的脉象。

3. 交替脉

节律正常而强弱交替时出现的脉搏，称为交替脉。交替脉是提示左心室衰竭的重要体征。常见于高血压性心脏病、急性心肌梗死、主动脉瓣关闭不全等患者。

4. 水冲脉

脉搏骤起骤落，急促而有力有如洪水冲涌，故名水冲脉。主要见于主动脉瓣关闭不全、动脉导管未闭、甲亢、严重贫血患者，检查方法是将患者前臂抬高过头，检查者用手紧握患者手腕掌面，可明显感知。

5. 奇脉

在吸气时脉搏明显减弱或消失为奇脉。其产生主要与吸气时，左心室的搏出量减少有关。常见于心包腔积液、缩窄性心包炎等患者，是心包填塞的重要的体征之一。

（四）动脉壁异常

动脉壁弹性减弱，动脉变得迂曲不光滑，有条索感，如按在琴弦上为动脉壁异常，多见于动脉硬化的患者。

三、测量脉搏的技术

（一）部位

临床上常在靠近骨骼的大动脉测量脉搏，最常用最方便的是桡动脉，患者也乐于接受。

其次为颞动脉、颈动脉、肱动脉、腘动脉、足背动脉和股动脉等。如怀疑患者心搏骤停或休克时，应选择大动脉为诊脉点，如颈动脉，股动脉。

（二）测脉搏的方法

1. 目的

通过测量脉搏，判断脉搏有无异常，也可间接了解心脏的情况，观察相关疾病发生、发展规律，为诊断、治疗提供依据。

2. 准备

治疗盘内备带秒钟的表、笔、记录本及必要时带听诊器。

3. 操作步骤

（1）洗手、戴口罩，备齐用物，携至床旁。

（2）核对患者，解释目的。

（3）协助患者取坐位或半坐卧位，手臂放在舒适位置，腕部伸展。

（4）以示指、中指、无名指的指端按在桡动脉表面，压力大小以能清楚地触及脉搏为宜，注意脉律，强弱，动脉壁的弹性。

（5）一般情况下 30 s 所测得的数值乘以 2，心脏病患者脉率异常者、危重患者则应以 1 min 记录。

（6）协助患者取舒适体位。

（7）记录在将脉搏绘制在体温单上。

4. 注意事项

（1）诊脉前患者应保持安静，剧烈运动后应休息 20 ~ 30 min 后再测。

（2）偏瘫患者应选择健侧肢体测量。

（3）脉搏细、弱难以测量时，用听诊器测心率。

（4）脉搏短细的患者，应由两名护士同时测量，一人听心率，另一人测脉率，一人发出"开始""停止"的口令，记数 1 min，以分数式记录即心率 / 脉率，若心率每分钟 120 次，脉率 90 次，即应写成 120/90 次 / 分。

第三节　呼　吸

一、正常呼吸及生理性变化

（一）正常呼吸

机体不断地从外界环境摄取氧气并将二氧化碳排出体外的气体交换过程称为呼吸。它是维持机体新陈代谢和功能活动所必需的生理过程之一。一旦呼吸停止，生命也将终止。

正常成人在安静状态下呼吸是自发的，节律规则，均匀无声且不费力，每分钟 16 ～ 20 次。

（二）生理性变化

呼吸受许多因素的影响，在不同生理状态下，正常人的呼吸也会在一定范围内波动，见（表 1-2）。

表 1-2　各年龄段呼吸频率见表

年龄	呼吸频率（次 / 分）
新生儿	30 ～ 40
婴儿	20 ～ 45
幼儿	20 ～ 35
学龄前儿童	20 ～ 30
学龄儿童	15 ～ 25
青少年	15 ～ 20
成人	12 ～ 20
老年人	12 ～ 18

1. 年龄

年龄越小，呼吸频率越快。

2. 性别

同年龄的女性呼吸频率比男性稍快，如新生儿的呼吸约为 44 次 / 分。

3. 运动

肌肉的活动可使呼吸系统加快，呼吸也因说话、唱歌、哭、笑以及吞咽、排泄等动作有所改。

4. 情绪

强烈的情绪变化，如害怕、恐惧、愤怒、紧张等会刺激呼吸中枢，导致屏气或呼吸加快。

5. 其他

如环境温度升高或海拔增加，均会使呼吸加快加深。

二、异常呼吸的观察

（一）频率异常

1. 呼吸过速

呼吸过速指呼吸频率超过 24 次 / 分，但仍有规则，又称气促。多见于高热、疼痛、甲状腺功能亢进的患者。一般体温每升高 1℃，呼吸频率大约增加 3 ～ 4 次 / 分。

2. 呼吸过慢

呼吸过慢指呼吸频率缓慢，低于 12 次 / 分。多见于麻醉药或镇静剂过量、颅脑疾病等呼吸中枢受抵制者。

（二）节律异常

1. 潮式呼吸（陈 – 施呼吸）

潮式呼吸其表现为呼吸由浅慢到深快，达高潮后又逐渐变浅变慢，经过 5 ～ 30 s 的暂停，又重复出现上述状态的呼吸，呈潮水般涨落。发生机制：由于呼吸中枢兴奋性减弱，血中正常浓度的二氧化碳不能引起呼吸中枢兴奋，只有当缺氧严重、动脉血二氧化碳分压增高到一定程度，才能刺激呼吸中枢，使呼吸加强；当积聚的二氧化碳呼出后，呼吸中枢失去有效刺激，呼吸逐渐减弱甚至停止。多见于脑炎、尿毒症等患者，常表现呼吸衰竭。一些老年人在深睡时也可出现潮式呼吸，是脑动脉硬化的表现。

2. 间断呼吸（比奥呼吸）

有规律地呼吸几次后，突然停止呼吸，间隔一个短时期后又开始呼吸，如此反复交替。其产生机制与潮式呼吸一样，但预后更严重，常在临终前发生。见于颅内病变或呼吸系统中枢衰竭的患者。

3. 点头呼吸

在呼吸时，头随呼吸上下移动，患者已处于昏迷状态，是呼吸中枢衰竭的表现。

4. 叹气式呼吸

间断一段时间后作一次大呼吸，伴叹气声。偶然的一次叹气是正常的，可以扩张小肺泡，多见于精神紧张、神经官能征患者。如反复发作叹气式呼吸，是临终前的表现。

（三）深浅度异常

1. 深度呼吸

深度呼吸又称库斯莫（Kussmaulis）呼吸，是一种深长而规则的大呼吸。常见于尿毒症、糖尿病等引起的代谢性酸中毒的患者。由于增加的氢离子浓度刺激呼吸感受器引起，有利于排出较多的二氧化碳调节血液中酸碱平衡。

2. 浅快呼吸

呼吸浅表而不规则，有时呈叹息样。见于呼吸肌麻痹、胸肺疾患、休克患者，也可见于濒死的患者。

（四）声音异常

1. 鼾声呼吸

由于气管或大支气管内有分泌物积聚，呼吸深大带鼾声。多见于昏迷或神经系统疾病的患者。

2. 蝉鸣样呼吸

由于细支气管、小支气管堵塞，吸气时出现高调的蝉鸣音，多因声带附近有异物阻塞，使空气进入发生困难所致。多见于支气管哮喘、喉头水肿等患者。

（五）呼吸困难

呼吸困难是指因呼吸频率、节律或深浅度的异常，导致气体交换不足，机体缺氧。患者自感空气不足、胸闷、呼吸费力，表现为焦虑、烦躁、鼻翼扇动、口唇发紫等，严重者不能平卧。

三、呼吸的测量

（一）目的

通过测量呼吸，观察、评估患者的呼吸状况。以协助诊断，为预防、诊断、康复、护理提供依据。

（二）准备

治疗盘内备秒表、笔、记录本、棉签（必要时）。

（三）操作步骤

1. 测量脉搏后，护士仍保持诊脉手势，观察患者的胸、腹起伏情况及呼吸的节律、性质、声音、深浅，呼出气体有无特殊气味，呼吸运动是否对称等。

2. 以胸（腹）部一起一伏为一次呼吸，计数 1 min。正常情况下测 30 s。

3. 将呼吸次数绘制于体温单上。

（四）注意事项

1. 尽量去除影响呼吸的各种生理性因素，在患者精神松弛的状态下测量。

2. 由于呼吸受意识控制，所以测呼吸时，不应使患者察觉。

3. 呼吸微弱或危重患者，可用少许棉花置其鼻孔前，观察棉花纤维被吹动的次数，计数 1 min。

4. 小儿、呼吸异常者应测 1 min。

第二章
神经精神科常见疾病的护理

第一节 癫 痫

一、定义

（一）癫痫

癫痫是一组由不同病因所引起，脑部神经元过度同步化，且常具有自限性的异常放电所导致的综合征，以发作性、短暂性、重复性及通常为刻板性的中枢神经系统功能失常为特征。

（二）痫性发作

为大脑神经元的一次不正常的过度放电，并包括高度同步的一些行为上的改变。

（三）急性发作

由于大脑结构出现损害或代谢障碍，或急性全身性的代谢紊乱而引起的痫性发作，例如低血糖、酒精中毒等可能引起易感个体痫性发作。

二、病因

癫痫的病因复杂，是获得性和遗传性因素等多因素共同作用的结果。目前根据病因分为三类，即症状性、特发性（遗传性）和隐源性。病因与年龄有明显的关系。在新生儿期病因主要为感染、代谢异常（如维生素 B_6 依赖、低血糖、低钙血症）、出生时缺氧、颅内出血、脑部发育异常；婴儿或年龄小的儿童的病因主要为热性惊厥、遗传代谢性或发育异常性疾病、原发性/遗传性综合征、感染、发育异常、退行性变化；儿童和青春期年轻人主要病因为海马硬化、原发性/遗传性综合征、退行性疾病、发育异常、创伤、肿瘤；成年人最常见的病因为创伤、肿瘤、脑血管病、先天性代谢病、酒精/药物、海马硬化、感染、多发性硬化、退行性疾病；老年人的主要病因为脑血管病、药物/酒精、肿瘤、创伤、退行性变化（如痴呆病）。

三、发病机制

尚不完全清楚，一些重要的发病环节已为人类所知，发病机制见（图 2-1）。

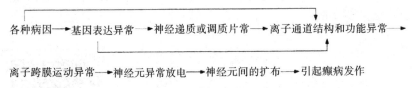

图 2-1 癫痫发病机制

四、分类

（一）癫痫发作的分类

1981 年国际抗癫痫联盟关于癫痫发作的分类参照两个标准：①发作起源于一侧或双侧脑部。②发作时有无意识丧失。其依据是脑电图和临床表现，详见（表 2-1）。

表 2-1 1981 年癫痫发作的国际分类

Ⅰ.部分性（局灶性，局限性）发作
 单纯部分性发作
  运动症状发作
  躯体感觉或特殊感觉症状性发作
  有自主神经症状的发作
  有精神症状的发作
 复杂部分性发作
  单纯部分性发作起病，继而意识丧失
  发作开始就有意识丧失
 部分性发作进展至继发全身发作
  单纯部分性发作继发全身发作
  复杂部分性发作继发全身发作
  单纯部分性发作进展成复杂部分性发作，然后继发全身发作
Ⅱ.全身（全面）发作
 失神发作
  典型失神发作
  不典型失神发作
肌阵挛发作
阵挛性发作
强直发作
强直阵挛发作
失张力发作
Ⅲ.不能分类的癫痫发作

（二）癫痫和癫痫综合征的分类见（表 2-2）

表 2-2 1989 年癫痫和癫痫综合征的国际分类

Ⅰ.与部位有关的癫痫（局部性、局灶性、部分性）
与发病年龄有关的特发性癫痫
 具有中央颞区棘波的良性儿童期癫痫
 具有枕区发放的良性儿童期癫痫
 原发性阅读性癫痫
症状性
 儿童慢性进行性局限型癫痫状态
 有特殊促发方式的癫痫综合征
 颞叶癫痫
 额叶癫痫
 枕叶癫痫
 顶叶癫痫
隐源性：通过发作类型、临床特征、病因学以及解剖学定位

Ⅱ. 全身型癫痫和癫痫综合征

与年龄有关的特发性全面性癫痫

良性家族性新生儿惊厥

良性新生儿惊厥

良性婴儿阵挛性癫痫

儿童失神发作

青少年失神发作

青少年肌阵挛性癫痫

觉醒时全身强直阵挛发作的癫痫

其他全身性特发性癫痫

特殊活动诱导的癫痫

隐源性或症状性癫痫

West 综合征（婴儿痉挛）

Lennox-Gastaut 综合征

肌阵挛 - 起立不能性癫痫

肌阵挛失神发作性癫痫

症状性全身性癫痫

无特殊病因

早发性肌阵挛性脑病

伴爆发抑制的早发性婴儿癫痫性脑病

其他症状性全身性发作

特殊性综合征

其他疾病状态下的癫痫发作

Ⅲ. 不能确定为局灶性或全身性的癫痫或癫痫综合征

有全身性和部分性发作的癫痫

新生儿癫痫

婴儿重症肌阵挛性癫痫

慢波睡眠中伴有连续性棘慢波的癫痫

获得性癫痫性失语

其他不能确定的发作

没有明确的全身或局灶特征的癫痫

Ⅳ. 特殊综合征

热性惊厥

孤立单次发作或孤立性单次癫痫状态

由乙醇、药物、子痫、非酮症高血糖等因素引起急性代谢或中毒情况下出现的发作

五、癫痫发作的临床表现

癫痫发作的共同特征：发作性、短暂性、重复性、刻板性。不同类型癫痫发作的特点分述如下：

（一）部分性发作

此类发作起始时的临床表现和脑电图均提示发作起源于大脑皮质的局灶性放电，根据有无意识改变和继发全身性发作又分为以下几类：

1. 单纯部分性发作

起病于任何年龄，发作时患者意识始终存在，异常放电限于局部皮质内，发作时的临床表现取决于异常放电的部位。分为以下 4 类。

（1）部分运动性发作：皮质运动区病灶诱发的局灶性运动性癫痫表现为身体相应部位的强直和阵挛。痫性放电按人体运动区的分布顺序扩展时称 Jackson 发作，多起始于拇指和食指、口角或趾和足。阵挛从起始部位逐渐扩大，可以扩展至一侧肢体或半身，但不扩展至全身。神志始终清楚。发作过后可有一过性发作的肢体瘫痪，称 Todd 瘫痪，可持续数分钟至数日。病灶位于辅助运动区时，发作表现为头或躯体转向病灶的对侧、一侧上肢外展伴双眼注视外展的上肢。

（2）部分感觉（体觉性发作或特殊感觉）性发作：不同感觉中枢的痫性病灶可诱发相应的临床表现，

如针刺感、麻木感、视幻觉、听幻觉、嗅幻觉、眩晕、异味觉等。

（3）自主神经性发作：包括上腹部不适感，呕吐、面色苍白、潮红、竖毛、瞳孔散大、尿失禁等。

（4）精神性发作：表现为情感障碍、错觉、结构性幻觉、识别障碍、记忆障碍等。

2. 复杂部分性发作

起病于任何年龄，但青少年多见。痫性放电通常起源于颞叶内侧或额叶，也可起源于其他部位。发作时有意识障碍，发作期脑电图有单侧或双侧不同步的病灶。常见以下类型：①单纯部分性发作开始，继而意识障碍。②自动症：系在癫痫发作过程中或发作后意识蒙眬状态下出现的协调的、相适应的不自主动作，事后往往不能回忆。自动症可表现为进食样自动症、模仿样自动症、手势样自动症、词语性自动症、走动性自动症、假自主运动性自动症和性自动症等。③仅有意识障碍。④意识障碍伴有自动症。发作后常有疲惫、头昏、嗜睡，甚至定向力不全等。

3. 部分性发作进展为继发全面性发作

可表现为全身强直－阵挛、强直或阵挛，发作时脑电图为部分性发作迅速泛化成为两侧半球全面性发放。单纯部分性发作可发展为复杂部分性发作，单纯或复杂部分性发作也可进展为全面性发作。

（二）全面性发作

全面性发作的临床表现和脑电图都提示双侧大脑半球同时受累，临床表现多样，多伴有意识障碍并可能是首发症状，分为6类。

1. 全面性强直－阵挛发作（Generalized Tonic-Clonic Seizure，GTCS）

是最常见的发作类型之一，以意识丧失和全身对称性抽搐为特征，伴自主神经功能障碍。大多数发作前无先兆，部分患者可有历时极短含糊不清或难以描述的先兆。其后进入；①强直期，患者突然出现肌肉的强直性收缩，影响到呼吸肌时发生喘鸣、尖叫、面色青紫，可出现舌咬伤、尿失禁，持续10～30秒进入阵挛期。②阵挛期，表现为一张一弛的阵挛惊厥性运动，呼吸深而慢，口吐白沫，全身大汗淋漓，持续30秒至数分钟。③阵挛后期，阵挛期之末出现深呼吸，所有肌肉松弛。整个发作过程持续5～10分钟，部分患者进入深睡状态。清醒后常感到头昏、头痛和疲乏无力。发作间期脑电图半数以上有多棘慢复合波、棘慢复合波或尖慢复合波。发作前瞬间脑电活动表现为波幅下降，呈抑制状态，强直期呈双侧性高波幅棘波爆发，阵挛期为双侧性棘波爆发与慢波交替出现，发作后为低波幅不规则慢波。

2. 强直性发作

多见于弥漫性脑损害的儿童，睡眠中发作较多。表现为全身或部分肌肉的强直性收缩，往往使肢体固定于某种紧张的位置，伴意识丧失、面部青紫、呼吸暂停、瞳孔散大等。发作持续数秒至数十秒。发作间期脑电图可有多棘慢复合波或棘慢复合波，发作时为广泛性快活动或10～25 Hz棘波，其前后可有尖慢复合波。

3. 阵挛性发作

几乎都发生于婴幼儿，以重复性阵挛性抽动伴意识丧失为特征，持续1至数分钟。发作间期脑电图可有多棘慢复合波或棘慢复合波，发作时为10～15 Hz棘波或棘慢复合波。

4. 肌阵挛发作

发生于任何年龄。表现为突发短促的震颤样肌收缩，可对称性累及全身，可突然倒地，也可能限于某个肌群，轻者仅表现为头突然前倾。单独或成簇出现，刚入睡或清晨欲醒时发作频繁。发作间期脑电图呈双侧同步的3～4 Hz多棘慢复合波或棘慢复合波，发作时可见广泛性棘波或多棘慢复合波。

5. 失神发作

分为典型失神和非典型失神发作。①典型失神发作：儿童期起病，预后较好，有明显的自愈倾向。表现为突然发生和突然终止的意识丧失，同时中断正在进行的活动。有时也可伴有自动症或轻微阵挛，一般只有几秒钟。发作后即刻清醒，继续发作前活动，每日可发作数次至数百次。脑电图在发作期和发作间期均可在正常的背景上出现双侧同步对称的3 Hz棘慢复合波。②非典型失神发作；多见于有弥漫性脑损害的患儿，常合并智力减退，预后较差。发作和终止均较典型者缓慢，肌张力改变明显。发作期和发作间期脑电图表现为不规则、双侧不对称、不同步的棘慢复合波。两者鉴别见（表2-3）。

6. 失张力发作

多见于发育障碍性疾病和弥漫性脑损害，儿童期发病。表现为部分或全身肌肉张力突然丧失，出现垂颈、张口、肢体下垂、跌倒发作或猝倒等。持续数秒至1分钟。可与强直性、非典型失神发作交替出现。发作间期脑电图为多棘慢复合波，发作时表现为多棘慢复合波、低电压、快活动脑电图。

表2-3 典型失神发作与非典型失神发作的鉴别

	典型失神发作	非典型失神发作
持续时间	10～20秒	较长
意识丧失	完全	不完全
开始	突然	不太突然
终止	突然	不太突然
发作次数	每日多次	较少
过度换气	常可诱发	不常诱发
合并现象	短暂眼睑阵挛	自动症、肌张力变化、自主神经表现
年龄	4～20岁	任何年龄
病因	原发性	症状性
脑电图	背景正常，双侧对称同步2～4 Hz棘慢复合波	背景异常，不对称不规则2～2.5 Hz棘（尖）慢复合爆发，阵发性快波
治疗	疗效好	疗效差

六、常见癫痫及癫痫综合征的临床表现

（一）与部位有关的癫痫

1. 与发病年龄有关的特发性癫痫

（1）具有中央－颞区棘波的良性儿童性癫痫：好发于2～13岁，有显著的年龄依赖性，多于16岁前停止发作。男女比例为1.5∶1。发作与睡眠关系密切，大约75%的患儿只在睡眠时发生。多表现为部分性发作，出现口部、咽部、一侧面部的阵挛性抽搐，偶尔可以涉及同侧上肢，有时会发展为全面强直－阵挛发作，特别是在睡眠中。一般体格检查、神经系统检查及智力发育均正常。脑电图显示中央颞区单个或成簇出现的尖波或棘波，可仅局限于中颞部或中央区，也可向周围扩散。异常放电与睡眠密切相关，睡眠期异常放电明显增多。

（2）具有枕区放电的良性儿童癫痫：好发年龄1～14岁，4～5岁为发病高峰。发作期主要表现为视觉异常和运动症状。一般首先表现为视觉异常，如一过性视力丧失、视野暗点、偏盲、幻视等。视觉异常之后或同时可出现一系列的运动症状，如半侧阵挛、复杂部分发作伴自动症、全身强直阵挛发作。发作后常常伴有头痛和呕吐，约30%的患者表现为剧烈的偏侧头痛。17%还伴有恶心、呕吐。发作频率不等，清醒和睡眠时都有发作。一般体格检查、神经系统检查及智力发育均正常。典型发作间期脑电图表现为背景正常，枕区出现高波幅的双相棘波。棘波位于枕区或后颞，单侧或双侧性。

（3）原发性阅读性癫痫：由阅读引起，没有自发性发作的癫痫综合征。临床表现为阅读时出现下颌痉挛，常伴有手臂的痉挛，如继续阅读则会出现全身强直－阵挛发作。

2. 症状性癫痫

（1）颞叶癫痫：主要发生在青少年，起病年龄为10～20岁，62%的患者在15岁以前起病。发作类型有多种，主要包括单纯部分性发作、复杂部分性发作以及继发全身性发作。发作先兆常见，如上腹部感觉异常、似曾相识、嗅觉异常、幻视、自主神经症状等。复杂部分性发作多表现为愣神，各种自动症如咀嚼、发音、重复动作以及复杂的动作等。发作间期脑电图正常或表现为一侧或双侧颞区尖波／棘波、尖慢波／棘慢波、慢波。蝶骨电极或长程监测可以提高脑电图阳性率。

（2）额叶癫痫：发作形式表现为单纯性或复杂性部分性发作，常伴有继发全身性发作。丛集性发作，

每次发作时间短暂，刻板性突出，强直或姿势性发作及下肢双侧复杂的运动性自动症明显，易出现癫痫持续状态。发作间期脑电图可显示正常、背景不对称、额区尖波／棘波、尖慢波／棘慢波、慢波。

（3）枕叶癫痫：发作形式主要为伴有视觉异常的单纯性发作，伴有或不伴有继发全身性发作。复杂部分性发作是因为发放扩散到枕叶以外的区域所致。视觉异常表现为发作性盲点、偏盲、黑蒙、闪光、火花、光幻视及复视等，也可出现知觉性错觉，如视物大小的变化或距离变化以及视物变形；非视觉性症状表现为眼和头强直性或阵挛性向病灶对侧或同侧转动，有时只有眼球转动，眼睑抽动或强迫性眼睑闭合。可见眼震。发作间期脑电图表现为枕部背景活动异常，如一侧性 α 波波幅降低、缺如或枕部尖波／棘波。

（4）顶叶癫痫：发作形式为单纯部分性发作，伴有或不伴有继发全身性发作。通常有明显主观感觉异常症状。少数有烧灼样疼痛感。

（5）儿童慢性进行性局限型癫痫状态：表现为持续数小时、数天，甚至数年的，仅影响身体某部分的节律性肌阵挛。脑电图表现为中央区局灶性棘慢波，但无特异性。

（6）有特殊促发方式的癫痫综合征：指发作前始终存在环境或内在因素所促发的癫痫。有些癫痫发作由特殊感觉或知觉所促发（反射性癫痫），也可由高级脑功能的整合（如记忆或模式认知）所促发。

（二）全身型癫痫和癫痫综合征

1. 与发病年龄有关的特发性癫痫

（1）良性家族性新生儿惊厥：发病年龄通常在出生后 2 ～ 3 天。男女发病率大致相当。惊厥形式以阵挛为主，有时呈强直性发作，也可表现为呼吸暂停，持续时间一般不超过 1 ～ 3 分钟，起病开始日内发作频繁，以后发作减少，有些病例的散在发作持续数周。发作期脑电图可见快波、棘波。发作间期脑电图检查正常。部分有病例局灶性或多灶性异常。

（2）良性新生儿惊厥：发作常在出生后 3 ～ 4 天发生，男孩多于女孩。惊厥形式以阵挛为主，可从一侧开始，然后发展到另一侧，很少为全身四肢同时阵挛，发作持续时间为 1 ～ 3 分钟。发作频繁。1/3 患儿出现呼吸暂停。惊厥开始时神经系统检查正常，惊厥持续状态时可出现昏睡状态及肌张力低下。60% 病例发作间期脑电图可见交替出现的尖样 θ 波，部分可显示局灶性异常。发作期 EEG 可见有规律的棘波或慢波。

（3）良性婴儿肌阵挛癫痫：病前精神运动发育正常。发病年龄为出生后 4 个月至 3 岁，男孩多见。部分患者有热性惊厥史或惊厥家族史。发作表现为全身性粗大肌阵挛抽动，可引起上肢屈曲，如累及下肢可出现跌倒。发作 1 ～ 3 秒。发作主要表现在清醒时，无其他类型的发作。脑电图背景活动正常，发作间期脑电图正常或有短暂的全导棘慢波、多棘慢波爆发，发作期全导棘慢波或多棘慢波爆发。

（4）儿童失神发作：发病年龄 3 ～ 10 岁，发病高峰年龄为 6 ～ 7 岁，男女之比约为 2 ：3。发作形式为典型的失神发作。表现为突然意识丧失，但不跌倒，精神活动中断，正在进行的活动停止。两眼凝视前方，持续数秒钟，绝大多数在 30 秒以内，很少超过 45 秒。随之意识恢复。发作频繁，每天数次至数百次。临床表现可分为简单失神和复杂失神两种。简单失神发作仅有上述表现，约占 10%。复杂失神发作占大多数，表现为失神发作同时可伴有其他形式的发作，常见为轻微阵挛、失张力、自动症、自主神经的症状。患儿智力发育正常，神经系统检查无明显异常。脑电图表现为正常背景上双侧同步的 3 Hz 的棘慢波综合。光和过度换气可诱发发作。

（5）青少年期失神发作：在青春期或青春期前开始发作，无性别差异。发作形式为典型的失神发作，但其他临床表现与儿童失神癫痫不同。约 80% 伴有强直 - 阵挛发作。大部分患者在醒后不久发生。15% ～ 20% 的病例伴有肌阵挛发作。发作频率明显少于儿童失神发作。智力发育正常。脑电图背景正常，发作期和发作间期显示 3 Hz 弥漫性棘慢波综合。

（6）青少年肌阵挛性癫痫：发病年龄主要集中在 8 ～ 22 岁，平均发病年龄为 15 岁，发病无性别差异。发作形式以肌阵挛为主。约 30% 的患者发展为强直 - 阵挛、阵挛 - 强直 - 阵挛和失神发作。发作常出现在夜间、凌晨或打盹后。最早的症状往往是醒后不久即出现肌阵挛或起床不久手中所拿的物品突然不自主地掉落。85% 的患儿在起病数月或数年后出现全面性强直 - 阵挛发作，10% ～ 15% 的患儿有失神发作。患者神经系统发育及智能均正常，神经影像学检查正常。一般不能自行缓解，亦无进行性恶化。

发作期脑电图表现为广泛、快速、对称的多棘慢波，随后继发少数慢波。发作间期脑电图可有快速、广泛、不规则的棘慢波放电，睡眠剥夺、闪光刺激等可诱发发作。

（7）觉醒时全身强直阵挛发作的癫痫：起病于 10 ~ 20 岁，主要于醒后不久发作，第 2 个发作高峰为傍晚休息时间，绝大部分以全身强直阵挛发作为唯一发作形式。剥夺睡眠和其他外界因素可激发发作。常有遗传因素。

（8）其他全身性特发性癫痫：指其他自发性癫痫，如不属于上述综合征之一，可归于本项内。

（9）特殊活动诱导的癫痫：包括反射性癫痫及其他非特异因素（不眠、戒酒、药物戒断、过度换气）诱发的癫痫。

2. 隐源性或症状性癫痫

（1）West 综合征（婴儿痉挛）：是一类病因不同、几乎只见于婴儿期的、有特异性脑电图表现且抗癫痫药物治疗效果不理想的癫痫综合征。由特异性三联征组成：婴儿痉挛、精神运动发育迟滞及 EEG 高度节律失调。85% ~ 90% 的患儿在出生后 1 年内发病，发病高峰为 6 ~ 8 个月。发病性别无显著差异。痉挛可为屈曲性、伸展性和混合性三种形式。

（2）Lennox-Gastaut 综合征：特发性 LGS 无明确病因。症状性 LGS 的病因主要包括：围生期脑损伤、颅内感染、脑发育不良、结节性硬化和代谢性疾病等。LGS 的主要特点包括：起病年龄早，多在 4 岁前发病，1 ~ 2 岁最多见；发作形式多样，可表现为强直发作、肌阵挛发作、不典型失神发作、失张力发作和全身强直 - 阵挛性发作等多种发作类型并存；发作非常频繁；常伴有智力发育障碍。脑电图表现为背景活动异常、慢棘慢波复合（<3 Hz）。

（3）肌阵挛 - 猝倒性癫痫：常有遗传因素。起病年龄为 6 个月至 6 岁，发病高峰年龄为 3 ~ 4 岁。发作形式多样，常见轴性肌阵挛发作，以头、躯干为主，表现为突然、快速地用力点头、向前弯腰，同时两臂上举。有时在肌阵挛后出现肌张力丧失，表现为屈膝、跌倒、不能站立。发病前智力发育正常，发病后有智力减退。脑电图早期有 4 ~ 7 Hz 节律，余正常，以后可有不规则快棘慢综合波或多棘慢波综合波。

（4）肌阵挛失神发作性癫痫：起病年龄 2 ~ 12.5 岁，发病高峰年龄为 7 岁，男性略多于女性。发作类型以失神发作和肌阵挛发作为主。表现为失神发作伴双侧节律性肌阵挛性抽动，发作持续时间较失神发作长，大约 10 ~ 60 秒。约一半患儿在发病前即有不同程度的智力低下，但无其他神经系统的异常发现。脑电图上可见双侧同步对称、节律性的 3 Hz 棘慢复合波，类似失神发作。

3. 症状性全身性癫痫及癫痫综合征

包括无特殊病因的早期肌阵挛性癫痫性脑病、伴爆发抑制的早发性婴儿癫痫性脑病，其他症状性全身性癫痫和有特殊病因的癫痫。

（1）早发性肌阵挛性脑病：出生后 3 个月内（多在 1 个月内）起病，男女发病率大致相当。病前无脑发育异常。初期为非连续性的单发肌阵挛（全身性或部分性），然后为怪异的部分性发作，大量的肌阵挛或强直阵挛。脑电图特征为"爆发 - 抑制"，随年龄增长可逐渐进展为高度节律失调。家族性病例常见，提示与先天代谢异常有关。

（2）伴爆发抑制的早发性婴儿癫痫性脑病：又称大田原综合征。新生儿及婴儿早期起病，半数以上发病在 1 个月以内，男女发病率无明显差异。发作形式以强直痉挛为主。常表现为"角弓反张"姿势，极度低头、肢伸向前、身体绷紧。发作极为频繁。伴有严重的精神运动障碍，常在 4 ~ 6 个月时进展为婴儿痉挛。脑电图呈周期性爆发抑制波形是本病的特点，但并非本病所特有。

（三）不能分类的癫痫

1. 新生儿癫痫

由于新生儿的特点，癫痫发作的临床表现常容易被忽略。发作包括眼水平性偏斜、伴或不伴阵挛、眼睑眨动或颤动、吸吮、咂嘴及其他颊 - 唇 - 口动作、游泳或踏足动作，偶尔为呼吸暂停发作，新生儿发作还见于肢体的强直性伸展、多灶性阵挛性发作、局灶性阵挛性发作。脑电图表现为爆发抑制性活动。

2. 婴儿重症肌阵挛性癫痫

起病年龄 1 岁以内，病因不清。发作形式以肌阵挛为主。早期为发热诱发长时间的全身性或一侧性惊厥发作，常被误诊为婴儿惊厥。1 ~ 4 岁以后渐出现无热惊厥。易发生癫痫持续状态。进行性精神运动发育倒退，特别是语言发育迟缓。60% 的患儿有共济失调，20% 的患儿有轻度的锥体束征。脑电图表现为广泛性棘慢波、多棘慢波。

3. 慢波睡眠中伴有连续性棘慢波的癫痫

本型癫痫由各种发作类型联合而成。在睡眠中有部分性或全身性发作，当觉醒时为不典型失神，不出现强直发作。特征脑电图表现为在慢波睡眠相中持续的弥散性棘慢波。

4. 获得性癫痫性失语

又称 Landau-Kleffner 综合征（LKS），主要特点为获得性失语和脑电图异常。本病的病因尚未明确，发病年龄在 18 个月至 13 岁，约 90% 在 2 ~ 8 岁起病。男性发病略高于女性。发病前患儿语言功能正常。失语表现为能听到别人说话的声音，但不能理解语言的意义，逐渐发展为不能用语言进行交流，甚至完全不能表达。患儿已有的书写或阅读功能也逐渐丧失。失语的发展过程有 3 种类型：突发性失语，症状时轻时重，最终可以恢复；失语进行性发展，最终导致不可恢复的失语；临床逐渐出现失语，病情缓慢进展，失语恢复的情况不尽一致。80% 的患者合并有癫痫发作。约一半患者以癫痫为首发症状，而另一半以失语为首发症状。癫痫的发作形式包括部分运动性发作、复杂部分性发作、全面性强直 - 阵挛发作，失张力发作或不典型发作。清醒和睡眠时均有发作。发作的频率不等。70% 的患儿有精神行为异常，表现为多动、注意力不集中、抑郁、暴躁、智力减退、易激动和破坏性行为，有些患儿可表现为孤独症样动作。发作间期清醒脑电图背景活动多正常，异常脑电活动可见于单侧或双侧颞区单个或成簇的棘波、尖波或 1.5 ~ 2.5 Hz 的棘慢波综合。睡眠时异常放电明显增多，阳性率几乎 100%。有时异常放电呈弥漫性分布。

（四）特殊癫痫综合征

热性惊厥：指初次发作在 1 个月至 6 岁，在上呼吸道感染或其他感染性疾病的初期，当体温在 38℃以上时突然出现的惊厥，排除颅内感染或其他导致惊厥的器质性或代谢性异常。有明显的遗传倾向。发病与年龄有明显的依赖性，首次发作多见于 6 个月至 3 岁。

七、癫痫的诊断思路

（一）确定是否为癫痫

1. 病史

癫痫有两个重要特征，即发作性和重复性。发作性是指突然发生，突然停止；重复性是指在一次发作后，间隔一定时间后会有第二次乃至更多次相同的发作。癫痫患者就诊时间多在发作间歇期，体格检查多正常，因此诊断主要根据病史。但患者发作时常有意识丧失，难以自述病情，只能依靠目睹患者发作的亲属及其他在场人员描述，经常不够准确。医生如能目睹患者的发作，对诊断有决定性的作用。

2. 脑电图检查

脑电图的痫性放电是癫痫的一个重要特征，也是诊断癫痫的主要证据之一。某些形式的电活动对癫痫的诊断具有特殊的意义。与任何其他检查一样，脑电图检查也有其局限性，对临床表现为痫性发作的患者，脑电图检查正常不能排除癫痫，脑电图出现癫痫波形，而临床无癫痫发作的患者也不能诊断癫痫，只能说明其存在危险因素。目前脑电图检查主要有：常规脑电图检查、携带式脑电图检查及视频脑电图监测。随着视频脑电图监测的临床应用，提高了癫痫诊断的阳性率。

（二）明确癫痫发作的类型或癫痫综合征

不同类型的癫痫治疗方法亦不同，发作类型诊断错误可能导致药物治疗的失败。

（三）确定病因

脑部 MRI、CT 检查可确定脑结构性异常或损害。

八、癫痫的治疗

（一）药物治疗

首先明确癫痫诊断，然后根据脑电图（EEG）、神经影像学检查进一步确诊、确定发作类型及可能属于哪种癫痫综合征，最后确定病因，尤其对首次发作者。应注意已知的与癫痫相关的可逆性代谢异常状态，如低、高血钠症，低、高血糖症，低血钙等；某些疾病，如高血压脑病、脑炎、颅内占位等；药物撤退或中毒，如酒精、巴比妥类等。一般情况下，首次发作后暂不进行药物治疗，通常推荐有计划的随诊。有多次（两次或两次以上）发作，其发作间隔≥24小时，应开始有规律运用抗癫痫药物治疗。用药前应向患者及其家属说明癫痫治疗的长期性、药物的毒副作用和生活中的注意事项。依从性是应用抗癫痫药物成败的关键因素之一。

根据发作类型选择抗癫痫药物（AEDS），部分性发作选择卡马西平（CBZ）和苯妥英钠（PHT），其次为丙戊酸钠（VPA）、奥卡西平（OXC）、氨己烯酸（VGB）、苯巴比妥（PB）、扑痫酮（PMD）、拉莫三嗪（LTG）、加巴喷丁（GBP）、托吡酯（TPM）；全身性发作时，选用VPA。症状性癫痫选用CBZ或PHT；Lennox-Gastaut综合征选用氯硝安定和VPA；婴儿痉挛选用ACTH、VPA和硝基安定。失神发作首选乙琥胺（ESM），但在我国首选为VPA，其次为LTG、氯硝安定。肌阵挛发作首选VPA，其次为LTG、氯硝安定。原发性GTCS首选VPA、CBZ、PHT。

1. 治疗原则

精简用药种类，坚持单药治疗。约80%的癫痫患者单药治疗有效，且比药物合用不良反应少1无药物相互作用；依从性比药物合用好；费用相对较少。所有新诊断的癫痫患者只要可能都应选用单药治疗。

2. 联合用药原则

如单药治疗确实无效，可考虑在一种有效或效差的AEDS基础上加第2种AEDS。其一般原则是：①尽量不选择化学结构或作用机制相似的药物，如PB+PMD、PHT+CBZ。②药物之间相互作用大的一般不搭配，如PHT+CBZ（均为肝酶诱导剂）。③毒副反应相同或可能产生特殊反应者不宜搭配，如PBC+CBZ（加重嗜睡）。坚持长期规则用药，AEDS控制发作后必须坚持长期服用的原则，除非出现严重不良反应，否则不宜随意减量或停药，以免诱发癫痫状态。

3. 个体化治疗方案

每例患者应根据不同的发作类型和癫痫综合征、年龄、个体特殊情况（如妊娠、肝肾功能损害患者），从小剂量（小儿按千克体重）开始逐渐加量，观察临床反应，参考血药浓度，个体化调整维持剂量的大小。进行药物监测可提高药物的有效性和安全性，当有相互作用的药物联用时、癫痫发作控制不理想时、有药物中毒的迹象或症状出现时及加药或改变剂量后近2周时都应检查血药浓度。

4. 疗程与增减药、停药原则

增药适当快，减药一定要慢。有缓慢减药（1～2年）与快速减药（1.5～9个月）两种方式。据资料统计，两种方式减药后癫痫复发的危险性无差异。但对有耐药性的药物如PB要慢减，一种药停完后再停另一种药。

5. 停药的条件

当癫痫患者用药≥2年无发作、24小时脑电图无痫样放电可考虑停药；一般需要5～12个月的时间完全停用。停药前应再次检查脑电图及药物血浓度。如停药后复发，需重新治疗，复发后用药应持续3～5年再考虑停药，甚至有可能要终生服药。

目前有许多新的AEDS运用于临床，最常见的有托吡酯（妥泰，TPM）、加巴喷丁（GBP）、拉莫三嗪（LTG）、氨己烯酸（VGB）、唑尼沙胺（ZNS）、非氨酯（FBM）、替加平（TGB）、乐凡替拉西坦（LEV），米拉醋胺（milacemide）、氟柳双胺（progabide）、氟苯桂嗪（西比灵）、司替戊醇（stiripentol）等。新的AEDS可用于添加治疗和单一治疗，但基于目前临床应用有限、新药价格昂贵，一般多作为添加药物治疗顽固性癫痫，作为单一治疗的临床应用有待进一步总结经验。

（二）迷走神经刺激治疗

近年来国外有学者采用间断迷走神经刺激辅助治疗癫痫，控制癫痫发作能取得一定疗效。临床实验研究表明，迷走神经刺激疗法可使发作减少 75%，高频率刺激优于低频率刺激。迷走神经刺激后常见的不良反应有声音嘶哑、轻咳、咽痛、感觉异常等，但治疗结束后，上述不良反应消失。迷走神经刺激疗法对心肺功能无明显影响，对难治性癫痫治疗是一种安全有效的新办法。

（三）手术治疗

目前癫痫的治疗尽管有神经外科手术、立体定向放射或生物反馈技术等方法，但控制癫痫主要还是药物治疗。癫痫患者经过正规的抗癫痫药物治疗，最终仍有 15% ~ 20% 成为难治性癫痫，这部分癫痫采用内科的药物治疗是无法控制发作的，因而应考虑外科手术治疗。但是，难治性癫痫的手术是否成功，关键在于手术前定位是否准确，应采用多种检查，但主要是电生理检查。一般头皮脑电图不能准确定位，必须做硬膜下电极或深部电极配合 Video 监测，监测到患者的临床发作，仔细分析发作前瞬间、发作中以及发作后脑电图变化才能准确定出引起癫痫发作的病灶。MRI、MRC（磁共振波谱）可起到重要辅助作用。此外，SPECT、PET 对癫痫病灶定位有重要价值，但并非绝对特异，对癫痫病灶定位一定要多方检查、综合分析，避免失误。目前癫痫的手术治疗主要有以下几种：①大脑半球切除术。②局部、脑叶和多个脑叶切除术。③颞叶切除术。④胼胝体切开术。⑤立体定向术。

九、癫痫的护理

（一）主要护理诊断及医护合作性问题

1. 清理呼吸道无效

与癫痫发作时意识丧失有关。

2. 生活自理缺陷

与癫痫发作时意识丧失有关。

3. 知识缺乏

缺乏长期正确服药的知识。

4. 有受伤的危险

与癫痫发作时意识突然丧失、全身抽搐有关。

5. 有窒息的危险

与癫痫发作时喉头痉挛、意识丧失、气道分泌物增多误入气管有关。

6. 潜在并发症

脑水肿、酸中毒，或水电解质失衡。

（二）护理目标

1. 患者呼吸道通畅。

2. 未发生外伤、窒息等并发症。

3. 患者的生活需要得到满足。

4. 对疾病的过程、预后、预防有一定了解。

（三）护理措施

1. 一般护理

保持环境安静，避免过劳、便秘、睡眠不足、感情冲动及强光刺激等；适当参加体力和脑力活动，劳逸结合，做力所能及的工作，间歇期可下床活动，出现先兆即刻卧床休息；癫痫发作时应有专人护理，并加以防护，以免坠床及碰伤。切勿用力按压患者的肢体以免骨折。

2. 饮食护理

给予清淡饮食，避免过饱，戒烟、酒。因发作频繁不能进食者给予鼻饲流质。

3. 症状护理

当患者正处在意识丧失和全身抽搐时，首先应采取保护性措施，防止发生意外，而不是先给药。

（1）防止外伤：迅速使患者就地躺下，用厚纱布包裹的压舌板或筷子、纱布、手绢等置于上、下臼齿间以防咬伤舌头及颊部；癫痫发作时切勿用力按压抽搐的肢体，以免造成骨折及脱臼；抽搐停止前，护理人员应守护在床边观察患者是否意识恢复，有无疲乏、头痛等。

（2）防止窒息：患者应取头低侧卧位，下颌稍向前，解开衣领和腰带，取下活动性假牙，及时吸出痰液。必要时托起下颌，将舌用舌钳拉出，以防舌后坠引起呼吸道阻塞。不可强行喂食、喂水，以免误入气管窒息或致肺内感染。

4. 用药护理

根据癫痫发作的类型遵医嘱用药，切不可突然停药、间断、不规则服药，注意观察用药疗效和不良反应。

5. 癫痫持续状态护理

严密观察病情变化，一旦发生癫痫持续状态，应立即采取相应的抢救措施。

（1）立即按医嘱地西泮 10～20 mg 缓慢静脉推注，速度每分钟不超过 2 mg，用药中密切观察呼吸、心律、血压的变化，如出现呼吸变浅、昏迷加深、血压下降，应暂停注射。

（2）保持病室环境安静，避免外界各种刺激，应设专人守护，床周加设护栏以保护患者免受外伤。护理人员的所有操作动作要轻柔，尽量集中。

（3）严密观察病情变化，做好生命体征、意识、瞳孔等方面的监测，及时发现并处理高热、周围循环衰竭、脑水肿等严重并发症。

（4）连续抽搐者应控制入液量，按医嘱快速静脉滴注脱水剂，并给氧气吸入，以防缺氧所致脑水肿。

（5）保持呼吸道通畅和口腔清洁，防止继发感染。

6. 心理护理

癫痫患者常因反复发作、长期服药而精神负担加重，感到生气、焦虑、无能为力。护理人员应了解患者的心理状态，有针对性提供帮助。避免采取强制性措施等损害患者自尊心的行为。鼓励患者正确认识疾病，克服自卑心理，努力消除诱发因素，以乐观心态接受治疗。鼓励家属、亲友向患者表达不嫌弃和关爱的情感，解除患者的精神负担，增强其自信心。

7. 健康指导

（1）避免诱发因素：向患者及家属介绍本病基本知识及发作时家庭紧急护理方法。避免诱发因素如过度疲劳、睡眠不足、便秘、感情冲动、受凉感冒、饥饿过饱等，反射性癫痫还应避免突然的声光刺激、惊吓、外耳道刺激等因素。

（2）合理饮食：保持良好的饮食习惯，给予清淡且营养丰富的饮食为宜，不宜辛辣、过咸，避免饥饿或过饱，戒烟酒。

（3）适当活动：鼓励患者参加有益的社交活动，适当参与体力和脑力活动，做力所能及的工作，注意劳逸结合，保持乐观情绪。

（4）注意安全：避免单独行动，禁止参与危险性的工作和活动，如攀高、游泳、驾驶车辆、带电作业等；随身携带简要病情诊疗卡，注明姓名、地址、病史、联系电话等，以备发作时取得联系，便于抢救。

（5）用药指导：应向患者及家属说明遵守用药原则的重要性，要坚持长期、规律服药，不得突然停药、减药、漏服药等。注意药物不良反应，一旦发现立即就医。

（四）护理评价

患者的基本生活需要得到满足，能够避免诱因，有效地预防发作，积极配合治疗。未发生并发症。

第二节　帕金森病

帕金森病由 James Parkinson（1817 年）首先描述，旧称震颤麻痹，是发生于中年以上的中枢神经系统慢性进行性变性疾病，病因至今不明。多缓慢起病，逐渐加重。其病变主要在黑质和纹状体。其他疾病累及锥体外系统也可引起同样的临床表现者，则称为震颤麻痹综合征或帕金森综合征。65 岁以上人群患病率为 1 000/10 万，随年龄增高，男性稍多于女性。

一、临床表现

（一）震颤

肢体和头面部不自主抖动，这种抖动在精神紧张时和安静时尤为明显，病情严重时抖动呈持续性，只有在睡眠后消失。

（二）肌肉僵直，肌张力增高

表现手指伸直，掌指关节屈曲，拇指内收，腕关节伸直，头前倾，躯干俯屈，髋关节和膝关节屈曲等特殊姿势。

（三）运动障碍

运动减少，动作缓慢，写字越写越小，精细动作不能完成，开步困难，慌张步态，走路前冲，呈碎步，面部缺乏表情。

（四）其他症状

多汗、便秘，油脂脸，直立性低血压，精神抑郁症状等，部分患者伴有智力减退。

二、体格检查

（一）震颤

检查可发现静止性、姿势性震颤，手部可有搓丸样动作。

（二）肌强直

患肢肌张力增高，可因均匀的阻力而出现"铅管样强直"，如伴有震颤则似齿轮样转动，称为"齿轮样强直"。四肢躯干颈部和面部肌肉受累出现僵直，患者出现特殊姿态。

（三）运动障碍

平衡反射、姿势反射和翻正反射等障碍以及肌强直导致的一系列运动障碍，写字过小症以及慌张步态等。

（四）自主神经系统体征

仅限于震颤一侧的大量出汗和皮脂腺分泌增加等体征，食管、胃及小肠的功能障碍导致吞咽困难和食管反流，以及顽固性便秘等。

三、辅助检查

（一）MRI

唯一的改变为在 T_2 相上呈低信号的红核和黑质网状带间的间隔变窄。

（二）正电子发射计算机断层扫描（PET）

可检出纹状体摄取功能下降，其中又以壳核明显，尾状核相对较轻，即使症状仅见于单侧的患者也可查出双侧纹状体摄取功能降低。尚无明确症状的患者，PET 若检出纹状体的摄取功能轻度下降或处于正常下界，以后均发病。

四、诊断

（一）诊断思维

（1）帕金森病实验室检查及影像学检查多无特殊异常，临床诊断主要依赖发病年龄、典型临床症状及治疗性诊断（即应用左旋多巴有效）。

（2）帕金森病诊断明确后，还须进行 UPDRS 评分及分级，来评判帕金森病的严重程度并指导下步治疗。

（二）鉴别诊断

1. 脑炎后帕金森综合征

通常所说的昏睡性脑炎所致帕金森综合征，已近 70 年未见报道，因此该脑炎所致脑炎后帕金森综合征也随之消失。近年报道病毒性脑炎患者可有帕金森样症状，但本病有明显感染症状，可伴有颅神经麻痹、肢体瘫痪、抽搐、昏迷等神经系统损害的症状，脑脊液可有细胞数轻中度增高、蛋白增高、糖减低等。病情缓解后其帕金森样症状随之缓解，可与帕金森病鉴别。

2. 肝豆状核变性

隐性遗传性疾病、约1/3有家族史，青少年发病、可有肢体肌张力增高、震颤、面具样脸、扭转痉挛等锥体外系症状。具有肝脏损害，角膜 K-F 环及血清铜蓝蛋白降低等特征性表现，可与帕金森病鉴别。

3. 特发性震颤

特发性震颤属显性遗传病，表现为头、下颌、肢体不自主震颤，震颤频率可高可低，高频率者甚似甲状腺功能亢进，低频者甚似帕金森震颤。本病无运动减少、肌张力增高及姿势反射障碍，并于饮酒后消失，普萘洛尔治疗有效等，可与原发性帕金森病鉴别。

4. 进行性核上性麻痹

本病也多发于中老年，临床症状可有肌强直、震颤等锥体外系症状。但本病有突出的眼球凝视障碍、肌强直以躯干为重、肢体肌肉受累轻而较好的保持了肢体的灵活性、颈部伸肌张力增高致颈项过伸与帕金森病颈项屈曲显然不同，均可与帕金森病鉴别。

5. Shy-Drager 综合征

临床常有锥体外系症状，但因有突出的自主神经症状，如：晕厥、直立性低血压、性功能及膀胱功能障碍，左旋多巴制剂治疗无效等，可与帕金森病鉴别。

6. 药物性帕金森综合征

过量服用利血平、氯丙嗪、氟哌啶醇及其他抗抑郁药物均可引起锥体外系症状，因有明显的服药史，并于停药后减轻可资鉴别。

7. 良性震颤

良性震颤指没有脑器质性病变的生理性震颤（肉眼不易觉察）和功能性震颤。功能性震颤包括：①生理性震颤加强（肉眼可见）。多呈姿势性震颤，与肾上腺素能的调节反应增强有关；也见于某些内分泌疾病，如嗜铬细胞瘤、低血糖、甲状腺功能亢进。②可卡因和乙醇中毒以及一些药物的不良反应；癔症性震颤，多有心因性诱因，分散注意力可缓解震颤。③其他。情绪紧张时和做精细动作时出现的震颤。良性震颤临床上无肌强直、运动减少和姿势异常等帕金森病的特征性表现。

五、治疗

（一）一般治疗

因本病的临床表现为震颤、强直、运动障碍、便秘和生活不能自理，故家属及医务人员应鼓励 PD 早期患者多做主动运动，尽量继续工作，培养业余爱好，多吃蔬菜水果或蜂蜜，防止摔跤，避免刺激性食物和烟酒。对晚期卧床患者，应勤翻身，多在床上做被动运动，以防发生关节固定、褥疮及坠积性肺炎。

（二）药物治疗

PD 宜首选内科治疗，多数患者可通过内科药物治疗缓解症状。

各种药物治疗虽能使患者的症状在一定时期内获得一定程度的好转，但皆不能阻止本病的自然发展。药物治疗必须长期坚持，而长期服药则药效减退和不良反应难以避免。虽然有相当一部分患者通过药物治疗可获得症状改善，但即使目前认为效果较好的左旋多巴或复方多巴（美多芭及信尼麦），也有 15% 左右患者根本无效。用于治疗本病的药物种类繁多，现今最常用者仍为抗胆碱能药和多巴胺替代疗法。

1. 抗胆碱能药物

该类药物最早用于 Parkinson 病的治疗，常用者为苯海索 2 mg，每日 3 次口服，可酌情增加；东莨菪碱 0.2 mg，每日 3 ~ 4 次口服；苯甲托品 2 ~ 4 mg，每日 1 ~ 3 次口服等。因苯甲托品对周围副交感神经的阻滞作用，不良反应多，应用越来越少。

2. 多巴胺替代疗法

此类药物主要补充多巴胺的不足，使乙酰胆碱—多巴胺系统重获平衡而改善症状。最早使用的是左旋多巴，但其可刺激外周多巴胺受体，引起多方面的外周不良反应，如恶心、呕吐、厌食等消化道症状和血压降低、心律失常等心血管症状。目前不主张单用左旋多巴治疗，用它与苄丝肼或甲基多巴肼的复合制剂。常用的药物有美多芭、息宁或帕金宁。

（1）美多芭：是左旋多巴和苄丝肼 4：1 配方的混合剂。对病变早期的患者，开始剂量可用 62.5 mg，日服 3 次。如患者开始治疗时症状显著，则开始剂量可为 125 mg，每日 3 次；如效果不满意，可在第 2 周每日增加 125 mg，第 3 周每日再增加 125 mg。如果患者的情况仍不满意，则应每隔 1 周每日再增加 125 mg。如果美多芭的日剂量 >1 000 mg，需再增加剂量只能每月增加 1 次。该药明显减少了左旋多巴的外周不良反应，但却不能改善其中枢不良反应。

（2）息宁：是左旋多巴和甲基多巴肼 10：1 的复合物，开始剂量可用 125 mg，日服 2 次，以后根据病情逐渐加量。其加药的原则和上述美多芭的加药原则是一致的。帕金宁是左旋多巴和甲基多巴肼 10：1 的复合物的控释片，它可使左旋多巴血浓度更稳定并达 4 ~ 6 小时，有利于减少左旋多巴的剂末现象、开始现象和剂量高峰多动现象。但是，控释片也有一些缺陷，如起效慢，并且由于在体内释放缓慢，有可能在体内产生蓄积作用，反而有时出现异动症的现象，改用美多芭后消失。

3. 多巴胺受体激动剂

多巴胺受体激动剂能直接激动多巴胺能神经细胞突触受体，刺激多巴胺释放。

（1）溴隐亭：最常用，对震颤疗效好，对运动减少和强直均不及左旋多巴，常用剂量维持量为每日 15 ~ 40 mg。

（2）协良行：患者使用时应逐步增加剂量，以达到不出现或少出现不良反应的目的。一般来讲，增加到每日 0.3 mg 是比较理想的剂量，但对于个别早期的患者，可能并不需要增加到这个剂量，那么可以在你认为合适的剂量长期服用而不再增加。如果效果不理想，还可以根据病情的需要及对药物的耐受情况，每隔 5 天增加 0.025 mg 或 0.05 mg。

（3）泰舒达：使用剂量是每日 100 ~ 200 mg。可以从小剂量每日 50 mg 开始，可逐渐增加剂量。在帕金森病的早期，可以单独使用泰舒达治疗帕金森病，剂量最大可增加至每日 150 mg。如果和左旋多巴合并使用，剂量可以维持在每日 50 ~ 150 mg。一般每使用 250 mg 左旋多巴，可考虑合并使用泰舒达 50 mg 左右。

（三）外科手术治疗

1. 立体定向手术治疗

立体定向手术包括脑内核团毁损、慢性电刺激和神经组织移植。

（1）脑内核团毁损。①第一次手术适应证：长期服药治疗无效或药物治疗不良反应严重者；疾病进行性缓慢发展已超过 3 年以上；年龄在 70 岁以下；工作能力和生活能力受到明显限制（按 Hoehn 和 Yahr 分级为 Ⅱ ~ Ⅳ 级）；术后短期复发，同侧靶点再手术。②第二次对侧靶点毁损手术适应证：第一次手术效果好，术后震颤僵直基本消失，无任何并发症者；手术近期疗效满意并保持在 12 个月以上；年龄在 70 岁以下；两次手术间隔时间要 1 年；目前无明显自主神经功能紊乱症状或严重精神症状，病情仍维持在 Ⅱ ~ Ⅳ 级。

禁忌证：症状很轻，仍在工作者；年老体弱；出现严重关节挛缩或有明显精神障碍；严重的心、肝、肾功能不全，高血压脑动脉硬化者或有其他手术禁忌者。

（2）脑深部慢性电刺激（DBS）：目前 DBS 最常用的神经核团为丘脑腹中间核（VIM），丘脑底核（STN）和苍白球腹后部（PVP）。

慢性刺激术控制震颤的效果优于丘脑腹外侧核毁损术，后者发生并发症也常影响手术的成功。通过改变刺激参数可减少不必要的不良反应，远期疗效可靠。该法尚可用于非帕金森性震颤，如多发硬化和创伤后震颤。

丘脑底核（STN）也是刺激术时选用的靶点。有学者（1994 年）报道应用此方法观察治疗一例运动不能的 PD 患者。靶点定位方法为脑室造影，并参照立体定向脑图谱，同时根据慢性电极刺激和电生理记录进行调整。发现神经元活动自发增多的区域位于 AC-PC 平面下 2 ~ 4 mm，AC-PC 线中点旁 10 mm。对该处进行 130 Hz 刺激，可立即缓解运动不能症状（主要在对侧肢体），但不诱发半身舞蹈症等运动障碍。

上述观察表明，对 STN 进行慢性电刺激可用于治疗运动严重障碍的 PD 患者。

2. 脑细胞移植和基因治疗

帕金森病脑细胞移植术和基因治疗已在动物实验上取得很大成功，但最近临床研究显示，胚胎脑移植只能轻微改善 60 岁以下患者的症状，并且 50% 的患者在手术后出现不随意运动的不良反应，因此，目前此手术还不宜普遍采用。基因治疗还停留在实验阶段。

六、护理

（一）护理评估

1. 健康史评估

（1）询问患者职业，农民的发病率较高，主要是他们与杀虫剂、除草剂接触有关。

（2）评估患者家族中有无患此病的人，PD 与家族遗传有关，患者的家族发病率为 7.5% ~ 94.5%。

（3）评估患者居住、生活、工作的环境，农业环境中神经毒物（杀虫剂、除草剂），工业环境中暴露重金属等是 PD 的重要危险因素。

2. 临床观察评估

帕金森病常为 50 岁以上的中老年人发病，发病年龄平均为 55 岁，男性稍多，起病缓慢，进行性发展，首发症状多为动作不灵活与震颤，随着病程的发展，可逐渐出现下列症状和体征。

（1）震颤：常为首发症状，多由一侧上肢远端（手指）开始，逐渐扩展到同侧下肢及对侧肢体，下颌、口唇、舌及头部通常最后受累，典型表现是静止性震颤，拇指与屈曲的食指间呈"搓丸样"动作，安静或休息时出现或明显，随意运动时减轻或停止，紧张时加剧，入睡后消失。

（2）肌强直：肌强直表现为屈肌和伸肌同时受累，被动运动关节时始终保持增高的阻力，类似弯曲软铅管的感觉，故称"铅管样强直"；部分患者因伴有震颤，检查时可感到在均匀掌的阻力中出现断续停顿，如同转动齿轮感，称为"齿轮样强直"，是由于肌强直与静止性震颤叠加所致。

（3）运动迟缓：表现为随意动作减少，包括行动困难和运动迟缓，并因肌张力增高，姿势反射障碍而表现一系列特征性运动症状，如起床、翻身、步行、方向变换等运动迟缓；面部表情肌活动减少，常常双眼凝视，瞬目运动减少，呈现"面具"脸；手指做精细动作如扣钮、系鞋带等困难；书写时字越写越小，呈现"写字过小征"。

（4）姿势步态异常：站立时呈屈曲体姿，步态障碍甚为突出，患者自坐位、卧位起立困难，迈步后即以极小的步伐向前冲去，越走越快，不能及时停步或转弯，称慌张步态。

（5）其他症状：反复轻敲眉弓上缘可诱发眨眼不止。口、咽、腭肌运动障碍，讲话缓慢，语音低沉、单调，流涎，严重时可有吞咽困难。还有顽固性便秘、直立性低血压等；睡眠障碍；部分患者疾病晚期可出现认知功能减退、抑郁和视幻觉等，但常不严重。

3. 诊断性检查评估

（1）头颅 CT：CT 可显示脑部不同程度的脑萎缩表现。

（2）生化检测：采用高效液相色谱（HPLC）可检测到脑脊液和尿中 HVA 含量降低。

（3）基因检测：DNA 印迹技术、PCR、DNA 序列分析等在少数家族性 PD 患者可能会发现基因突变。

（4）功能显像检测：采用 PET 或 SPECT 与特定的放射性核素检测，可发现 PD 患者脑内 DAT 功能显著降低，且疾病早期即可发现，D_2 型 DA 受体（D_2R）活性在疾病早期超敏、后期低敏，以及 DA 递质合成减少，对 PD 的早期诊断、鉴别诊断及病情进展监测均有一定的价值。

（二）护理问题

1. 运动障碍

帕金森病患者由于其基底核或黑质发生病变，以致负责运动的锥体外束发生功能障碍，患者运动的随意肌失去了协调与控制，产生运动障碍并随之带来一定的意外伤害。

（1）跌倒：震颤、关节僵硬、动作迟缓，协调功能障碍常是患者摔倒的原因。

（2）误吸：舌头、唇、颈部肌肉和眼睑亦有明显的震颤及吞咽困难。

2. 营养摄取不足

患者常因手、头不自主的震颤，进食时动作太慢，常常无法独立吃完一顿饭，以致未能摄取日常所需热量，因此，约有 70% 的患者有体重减轻的现象。

3. 便秘

由于药物的不良反应、缺乏运动、胃肠道中缺乏唾液（因吞咽能力丧失，唾液由口角流出），液体摄入不足及肛门括约肌无力，所以大多数患者有便秘。

4. 尿潴留

吞咽功能障碍以致水分摄取不足，贮存在膀胱的尿液不足 200 ～ 300 mL 则不会有排尿的冲动感；排尿括约肌无力引起尿潴留。

5. 精神障碍

疾病使患者协调功能不良、顺口角流唾液，而且又无法进行日常生活的活动，因此患者会有心情抑郁、产生敌意、罪恶感或无助感等情绪反应。由于外观的改变，有些患者还会发生因自我形象的改变而造成与社会隔离的问题。

（三）护理目标

1. 患者未发生跌倒或跌倒次数减少。

2. 患者有足够的营养；患者进食水时不发生呛咳。

3. 患者排便能维持正常。

4. 患者能维持部分自我照顾的能力。

5. 患者及家属的焦虑症状减轻。

（四）护理措施

1. 安全护理

（1）安全配备，由于患者行动不便，在病房楼梯两旁、楼道、门把附近的墙上，增设沙发或木制的扶手，以增加患者开、关门的安全性；配置牢固且高度适中的坐厕、沙发或椅。以利于患者坐下或站起，并在厕所、浴室增设可供扶持之物，使患者排便及穿脱衣服方便；应给患者配置助行器辅助设备；呼叫器置于患者床旁，日常生活用品放在患者伸手可及处。

（2）定时巡视，主动了解患者的需要，既要指导和鼓励患者增强自我照顾能力，做力所能及的事情，又要适当协助患者洗漱、进食、沐浴、如厕等。

（3）防止患者自伤。患者动作笨拙，常有失误，应谨防其进食时烫伤。端碗持筷困难者，尽量选择不易打碎的不锈钢餐具，避免使用玻璃和陶瓷制品。

2. 饮食护理

（1）增加饮食中的热量、蛋白质的含量及容易咀嚼的食物；吃饭少量多餐。定时监测体重变化；在饮食中增加纤维与液体的摄取，以预防便秘。

（2）进食时，营造愉快的气氛，因患者吞咽困难及无法控制唾液，所以有的患者喜欢单独进食；应将食物事先切成小块或磨研，并给予粗大把手的叉子或汤匙，使患者易于把持；给予患者充分的进食时间，若进食中食物冷却了，应予以温热。

（3）吞咽障碍严重者，吞咽可能极为困难，在进食或饮水时有呛咳的危险，而造成吸入性肺炎，故不要勉强进食，可改为鼻饲喂养。

3. 保持排便畅通

给患者摄取足够的营养与水分，并教导患者解便与排尿时，吸气后闭气，利用增加腹压的方法解便与排尿。另外，依患者的习惯，在进食后半小时应试着坐于马桶上排便。

4. 运动护理

告之患者运动锻炼的目的在于防止和推迟关节僵直和肢体挛缩，与患者和家属共同制定锻炼计划，以克服运动障碍的不良影响。

（1）尽量参与各种形式的活动，如散步、太极拳、床边体操等。注意保持身体和各关节的活动强度与最大活动范围。

（2）对于已出现某些功能障碍或坐起已感到困难的患者，要有目的有计划地锻炼。告诉患者知难而退或由他人包办只会加速功能衰退。如患者感到坐立位变化有困难，应每天做完一般运动后，反复练习起坐动作。

（3）必须指导患者注意姿势，以预防畸形。应小心观察头与颈部是否有弯曲的倾向。正确姿势有助于头、颈直立。躺于床上时，不应垫枕头，且患者应定期俯卧。

（4）本病常使患者起步困难和步行时突然僵住，因此嘱患者步行时思想要放松。尽量跨大步伐；向前走时脚要抬高，双臂摆动，目视前方而不要注视地面；转弯时，不要碎步移动，否则会失去平衡；护士和家属在协助患者行走时，不要强行拖着患者走；当患者感到脚黏在地上时，可告诉患者先向后退一步，再往前走，这样会比直接向前容易。

（5）过度震颤者让他坐在有扶手的椅子上，手抓着椅臂，可以稍加控制震颤。

（6）晚期患者出现显著的运动障碍时。要帮助患者活动关节，按摩四肢肌肉，注意动作轻柔，勿给患者造成疼痛。

（7）鼓励患者尽量试着独立完成日常生活的活动，自己安排娱乐活动，培养兴趣。

（8）让患者穿轻便宽松的衣服，可减少流汗与活动的束缚。

5. 合并抑郁症的护理

帕金森病患者的抑郁与帕金森疾病程度呈正相关，即患者的运动障碍愈重对其神经心理的影响愈严重。在护理患者时要教会患者一些心理调适技巧：重视自己的优点和成就；尽量维持过去的兴趣和爱好，积极参加文体活动，寻找业余爱好；向医生、护士及家人倾诉内心想法，疏泄郁闷，获得安慰和同情。

6. 睡眠异常的护理

（1）创造良好的睡眠环境：建议患者要有舒适的睡眠环境，如室温和光线适宜；床褥不宜太软，以免翻身困难；为运动过缓和僵直较重的患者提供方便上下床的设施；卧室内放尿壶及便器，有利于患者夜间如厕等。避免在有限的睡眠时间内实施影响患者睡眠的医疗护理操作，必须进行的治疗和护理操作应穿插于患者的自然觉醒时，以减少被动觉醒次数。

（2）睡眠卫生教育：指导患者养成良好的睡眠习惯和方式，建立比较规律的活动和休息时间表。

（3）睡眠行为干预。①刺激控制疗法：只在有睡意时才上床；床及卧室只用于睡眠，不能在床上阅读、看电视或工作；若上床 15～20 分钟不能入睡，则应考虑换别的房间，仅在又有睡意时才上床（目的是重建卧室与睡眠间的关系）；无论夜间睡多久，清晨应准时起床；白天不打瞌睡。②睡眠限制疗法：教导患者缩短在床上的时间及实际的睡眠时间，直到允许躺在床上的时间与期望维持的有效睡眠时间一样长。当睡眠效率超过 90% 时，允许增加 15～20 分钟卧床时间。睡眠效率低于 80%，应减少 15～20 分钟卧床时间。睡眠效率 80%～90%，则保持卧床时间不变。最终，通过周期性调整卧床时间直至达到适度的睡眠时间。③依据睡眠障碍的不同类型和药物的半衰期遵医嘱有的放矢地选择镇静催眠药物。并主动告知患者及家属使用镇静催眠药的原则，即最小剂量、间断、短期用药，注意停药反弹、规律停药等。

7. 治疗指导

药物不良反应的观察如下：

（1）遵医嘱准时给药，预防或减少"开关"现象、剂末现象、异动症的发生。

（2）药物治疗初起可出现胃肠不适，表现为恶心、呕吐等，有些患者可出现幻觉。但这些不良反应可以通过逐步增加剂量或降低剂量的办法得到克服。特别值得指出的是，有一部分患者过分担心药物的不良反应，表现为尽量推迟使用治疗帕金森病的药物，或过分地减少药物的服用量，这不仅对疾病的症状改善没有好处，长期如此将导致患者的心、肺、消化系统等出现严重问题。

（3）精神症状：服用安坦、金刚烷胺药物后，患者易出现幻觉，当患者表述一些离谱事时，护士应考虑到是服药引起的幻觉，立即报告医生，遵医嘱给予停药或减药，以防其发生意外。

8. 功能神经外科手术治疗护理

（1）手术方法：外科治疗方法目前主要有神经核团细胞毁损手术与脑深部电刺激器埋置手术两种方式。

原理是为了抑制脑细胞的异常活动，达到改善症状的目的。

（2）手术适应证：诊断明确的原发性帕金森病患者都是手术治疗的适合人群，尤其是对左旋多巴（美多巴或息宁）长期服用以后疗效减退，出现了"开关"波动现象、异动症和"剂末"恶化效应的患者。

（3）手术并发症：因手术靶点的不同，会有不同的并发症。苍白球腹后部（PVP）切开术可能出现偏盲或视野缺损，丘脑腹外侧核（VIM）毁损术可出现感觉异常如嘴唇、指尖麻木等，丘脑底核（STN）毁损术可引起偏瘫。

（4）手术前护理。①术前教育：相关知识教育。②术前准备：术前一天头颅备皮；对术中术后应用的抗生素遵医嘱做好皮试；嘱患者晚12∶00后开始禁食水药；嘱患者清洁个人卫生，并在术前晨起为患者换好干净衣服。③术前30分钟给予患者术前哌替啶25 mg肌内注射；并将一片美巴多备好交至接手术者以便术后备用。④患者离病房后为其备好麻醉床、无菌小巾、一次性吸痰管、心电监护。

（5）手术后护理。①交接患者：术中是否顺利、有无特殊情况发生、术后意识状态、伤口的引流情况等。②安置患者于麻醉床上，头枕于无菌小巾上，取平卧位，嘱患者卧床2天，减少活动，以防诱发颅内出血；嘱患者禁食、水、药6小时后逐渐改为流食、半流食、普通饮食。③术后治疗效果观察：原有症状改善情况并记录。④术后并发症的观察：术后患者会出现脑功能障碍、脑水肿、颅内感染、颅内出血等并发症。因此术后严密观察患者神志、瞳孔变化，有无高热、头疼、恶心、呕吐等症状；有无偏盲、视野变窄及感知觉异常；观察患者伤口有无出血及分泌物等。⑤心电监测、颅脑监测24小时，低流量吸氧6小时。

9. 给予患者及家属心理的支持

对于心情抑郁的患者，应鼓励其说出对别人依赖感的感受。对于怀有敌意、罪恶感或无助感的患者，应给予帮助与支持，提供良好的照顾。寻找患者有兴趣的活动，鼓励患者参与。

10. 健康教育

（1）指导术后服药（参见本章节治疗中所述），针对手术的患者，要让患者认识到手术虽然改善运动障碍，但体内多巴胺缺乏客观存在，仍需继续服药。

（2）指导日常生活中的运动训练告知患者运动锻炼的目的在于防止和推迟关节僵直和肢体挛缩，与患者和家属共同制定锻炼计划，以克服运动障碍的不良影响。①关节活动度的训练：脊柱、肩、肘、腕、指、髋、膝、踝及趾等各部位都应进行活动度训练。对于脊柱，主要进行前屈后伸、左右侧屈及旋转运动。②肌力训练：上肢可进行哑铃操或徒手训练；下肢股四头肌的力量和膝关节控制能力密切相关，可进行蹲马步或反复起坐练习；腰背肌可进行仰卧位的桥式运动或俯卧位的燕式运动；腹肌力量较差行仰卧起坐训练。③姿势转换训练：必须指导患者注意姿势，以预防畸形。应小心观察头与颈部是否有弯曲的倾向。正确姿势有助于头、颈直立。躺在床上时，不应垫枕头，且患者应定期俯卧，注意翻身、卧位转为坐位、坐位转为站位训练。④重心转移和平衡训练：训练坐位平衡时可让患者重心在两臀间交替转移，也可训练重心的前后移动；训练站立平衡时双足分开5～10 cm，让患者从前后方或侧方取物，待稳定后便可突然施加推或拉外力，最好能诱发患者完成迈步反射。⑤步行步态训练：对于下肢起步困难者，最初可用脚踢患者的足跟部向前，用膝盖推挤患者腘窝使之迈出第一步，以后可在患者足前地上放一矮小障碍物，提醒患者迈过时方能起步。抬腿低可进行抬高腿练习，步距短的患者行走时予以提醒；步频快则应给予节律提示。对于上下肢动作不协调的患者，一开始嘱患者做一些站立相的两臂摆动，幅度可较大；还可站于患者身后，两人左、右手分别共握一根体操棒，然后喊口令一起往前走，手的摆动频率由治疗师通过体操棒传给患者。⑥让患者穿轻便宽松的衣服，可减少流汗与活动的束缚。

第三节　重症肌无力

重症肌无力（MG）是乙酰胆碱受体抗体（AchR-Ab）介导的，细胞免疫依赖及补体参与者的神经-肌肉接头处传递障碍的自身免疫性疾病。病变主要累及神经-肌肉接头突触后膜上乙酰胆碱受体（AchR）。临床特征为部分或全身骨骼肌易疲劳，通常在活动后加重、休息后减轻，具有晨轻暮重等特点。MG在一般人群中发病率为8/10万～20/10万，患病率约为50/10万。

一、病因

1. 重症肌无力确切的发病机制目前仍不明确，但是有关该病的研究还是很多的，其中，研究最多的是有关重症肌无力与胸腺的关系，以及乙酰胆碱受体抗体在重症肌无力中的作用。大量的研究发现，重症肌无力患者神经－肌肉接头处突触后膜上的乙酰胆碱受体（AchR）数目减少，受体部位存在抗 AchR 抗体，且突触后膜上有 IgG 和 C_3 复合物的沉积。

2. 血清中的抗 AchR 抗体的增高和突触后膜上的沉积所引起的有效的 AchR 数目的减少，是本病发生的主要原因。而胸腺是 AchR 抗体产生的主要场所，因此，本病的发生一般与胸腺有密切的关系。所以，调节人体 AchR，使之数目增多，化解突触后膜上的沉积，抑制抗 AchR 抗体的产生是治愈本病的关键。

3. 很多临床现象也提示本病和免疫机制紊乱有关。

二、诊断要点

（一）临床表现

本病根据临床特征诊断不难。起病隐袭，主要表现受累肌肉病态疲劳，肌肉连续收缩后出现严重肌无力甚至瘫痪，经短暂休息后可见症状减轻或暂时好转。肌无力多于下午或傍晚劳累后加重，晨起或休息后减轻，称之为"晨轻暮重"。首发症状常为眼外肌麻痹，出现非对称性眼肌麻痹和上睑下垂，斜视和复视，严重者眼球运动明显受限，甚至眼球固定，瞳孔光反射不受影响。面肌受累表现皱纹减少，表情困难，闭眼和示齿无力；咀嚼肌受累使连续咀嚼困难，进食经常中断；延髓肌受累导致饮水呛咳，吞咽困难，声音嘶哑或讲话鼻音；颈肌受损时抬头困难。严重时出现肢体无力，上肢重于下肢，近端重于远端。呼吸肌、膈肌受累，出现咳嗽无力、呼吸困难，重症可因呼吸肌麻痹继发吸入性肺炎可导致死亡。偶有心肌受累可突然死亡，平滑肌和膀胱括约肌一般不受累。感染、妊娠、月经前常导致病情恶化，精神创伤、过度疲劳等可为诱因。

（二）临床试验

肌疲劳试验，如反复睁闭眼、握拳或两上肢平举，可使肌无力更加明显，有助诊断。

（三）药物试验

1. 新斯的明试验

以甲基硫酸新斯的明 0.5 mg 肌内注射或皮下注射。如肌力在半至 1 小时内明显改善时可以确诊，如无反应，可次日用 1 mg、1.5 mg，直至 2 mg 再试，如 2 mg 仍无反应，一般可排除本病。为防止新期的明的毒碱样反应，需同时肌内注射阿托品 0.5 ~ 1.0 mg。

2. 氯化腾喜龙试验

适用于病情危重、有延髓性麻痹或肌无力危象者。用 10 mg 溶于 10 mg 生理盐水中缓慢静脉注射，至 2 mg 后稍停 20 秒，若无反应可注射 8 mg，症状改善者可确诊。

（四）辅助检查

1. 电生理检查

常用感应电持续刺激，受损肌反应及迅速消失。此外，也可行肌电图重复频率刺激试验，低频刺激波幅递减超过 10%，高频刺激波幅递增超过 30% 为阳性。单纤维肌电图出现颤抖现象延长，延长超过 50μs 者也属阳性。

2. 其他

血清中抗 AchR 抗体测定约 85% 患者增高。胸部 X 线摄片或胸腺 CT 检查，胸腺增生或伴有胸腺肿瘤，也有辅助诊断价值。

三、鉴别要点

1. 本病眼肌型需与癔症、动眼神经麻痹、甲状腺毒症、眼肌型营养不良症、眼睑痉挛鉴别。

2. 延髓肌型者，需与真假延髓性麻痹鉴别。

3.　四肢无力者需与神经衰弱、周期性瘫痪、感染性多发性神经炎、进行性脊肌萎缩症、多发性肌炎和癌性肌无力等鉴别。特别由支气管小细胞肺癌所引起的 Lambert-Eaton 综合征与本病十分相似，但药物试验阴性。肌电图（EMG）有特征异常，静息电位低于正常，低频重复电刺激活动电位渐次减小，高频重复电刺激活动电位渐次增大。

四、规范化治疗

（一）胆碱酯酶抑制剂

主要药物是溴吡斯的明，剂量为 60 mg，每日 3 次，口服。可根据患者症状确定个体化剂量，若患者吞咽困难，可在餐前 30 分钟服药；如晨起行走无力，可起床前服长效溴吡斯的明 180 mg。

（二）皮质激素

皮质激素适用于抗胆碱酯酶药反应较差并已行胸腺切除的患者。由于用药早期肌无力症状可能加重，患者最初用药时应住院治疗，用药剂量及疗程应根据患者具体情况做个体化处理。

1.　大剂量泼尼松

开始剂量为 60 ~ 80 mg/d，口服，当症状好转时可逐渐减量至相对低的维持量，隔日服 5 ~ 15 mg/d，隔日用药可减轻不良反应发生。通常 1 个月内症状改善，常于数月后疗效达到高峰。

2.　甲泼尼龙冲击疗法

反复发生危象或大剂量泼尼松不能缓解，住院危重病例、已用气管插管或呼吸机可用，每日 1 g，口服，连用 3 ~ 5 日。如 1 个疗程不能取得满意疗效，隔 2 周可再重复 1 个疗程，共治疗 2 ~ 3 个疗程。

（三）免疫抑制剂

严重的或进展型病例必须做胸腺切除术，并用抗胆碱酯酶药。症状改善不明显者可试用硫唑嘌呤；小剂量皮质激素未见持续疗效的患者也可用硫唑嘌呤替代大剂量皮质激素，常用剂量为 2 ~ 3 mg/（kg·d），最初自小剂量 1 mg/（kg·d）开始，应定期检查血常规和肝、肾功能。白细胞低于 3×10^9/L 应停用；可选择性抑制 T 和 B 淋巴细胞增生，每次 1 g，每日 2 次，口服。

（四）血浆置换

用于病情急骤恶化或肌无力危象患者，可暂时改善症状，或于胸腺切除术前处理，避免或改善术后呼吸危象，疗效持续数日或数月，该法安全，但费用昂贵。

（五）免疫球蛋白

通常剂量为 0.4 g/（kg·d），静脉滴注，连用 3 ~ 5 日，用于各种类型危象。

（六）胸腺切除

60 岁以下的 MG 患者可行胸腺切除术，适用于全身型 MG 包括老年患者，通常可使症状改善或缓解，但疗效常在数月或数年后显现。

（七）危象的处理

1.　肌无力危象

肌无力危象最常见，常因抗胆碱酯药物剂量不足引起，注射腾喜龙或新斯的明后症状减轻，应加大抗胆碱酯药的剂量。

2.　胆碱能危象

抗胆碱酯酶药物过量可导致肌无力加重，出现肌束震颤及毒蕈碱样反应，腾喜龙静脉注射无效或加重，应立即停用抗胆碱酯酶药，待药物排出后重新调整剂量或改用其他疗法。

3.　反拗危象

抗胆碱酯酶药不敏感所致。腾喜龙试验无反应。应停用抗胆碱酯酶药，输液维持或改用其他疗法。

（八）慎用和禁用的药物

奎宁、吗啡及氨基苷类抗生素、新霉素、多黏菌素、巴龙霉素等应禁用，地西泮、苯巴比妥等应慎用。

五、护理

（一）护理诊断

1. 活动无耐力

与神经－肌肉联结点传递障碍；肌肉萎缩、活动能力下降；呼吸困难、氧供需失衡有关。

2. 废用综合征

与神经肌肉障碍导致活动减少有关。

3. 吞咽障碍

与神经肌肉障碍（呕吐反射减弱或消失；咀嚼肌肌力减弱；感知障碍）有关。

4. 生活自理缺陷

与眼外肌麻痹、眼睑下垂或四肢无力、运动障碍有关。

5. 营养不足，低于机体需要量

与咀嚼无力、吞咽困难致摄入减少有关。

（二）护理措施

1. 轻症者适当休息，避免劳累、受凉、感染、创伤、激怒。病情进行性加重者须卧床休息。

2. 在急性期，鼓励患者充分卧床休息。将患者经常使用的日常生活用品（如：便器、卫生纸、茶杯等）放在患者容易拿取的地方。根据病情或患者的需要协助其日常生活活动，以减少能量消耗。

3. 指导患者使用床档、扶手、浴室椅等辅助设施，以节省体力和避免摔伤。鼓励患者在能耐受的活动范围内，坚持身体活动。患者活动时，注意保持周围环境安全，无障碍物，以防跌倒，路面防滑，防止滑倒。

4. 给患者和家属讲解活动的重要性，指导患者和家属对受累肌肉进行按摩和被动／主动运动，防止肌肉萎缩。

5. 选择软饭或半流质饮食，避免粗糙干硬、辛辣等刺激性食物。根据患者需要供给高蛋白、高热量、高维生素饮食。吃饭或饮水时保持端坐、头稍微前倾的姿势。给患者提供充足的进餐时间、喂饭速度要慢，少量多餐，交替喂液体和固体食物，让患者充分咀嚼、吞咽后再继续喂。把药片碾碎后制成糊状再喂药。

6. 注意保持进餐环境安静、舒适；进餐时，避免讲话或进行护理活动等干扰因素。进食宜在口服抗胆碱酯酶药物后 30～60 分钟，以防呛咳。如果有食物滞留，鼓励患者把头转向健侧，并控制舌头向受累的一侧清除残留的食物或喂食数口汤，让食物咽下。如果误吸液体，让患者上身稍前倾，头稍微低于胸口，便于分泌物引流，并擦去分泌物。在床旁备吸引器，必要时吸引。患者不能由口进食时，遵医嘱给予营养支持或鼻饲。

7. 注意观察抗胆碱酯酶药物的疗效和不良反应，严格执行用药时间和剂量，以防因用量不足或过量导致危象的发生。

（三）应急措施

1. 一旦出现重症肌无力危象，应迅速通知医生；立即给予吸痰、吸氧、简易呼吸器辅助呼吸，做好气管插管或切开，人工呼吸机的准备工作；备好新斯的明等药物，按医嘱给药，尽快解除危象。

2. 避免应用一切加重神经肌肉传导障碍的药物，如吗啡、利多卡因、链霉素、卡那霉素、庆大霉素和磺胺类药物。

（四）健康指导

1. 入院教育

（1）给患者讲解疾病的名称，病情的现状、进展及转归。

（2）根据患者需要，给患者和家属讲解饮食营养的重要性，取得他们的积极配合。

2. 住院教育

（1）仔细向患者解释治疗药物的名称、药物的用法、作用和不良反应。

（2）告知患者常用药治疗方法、不良反应、服药注意事项，避免因服药不当而诱发肌无力危象。

（3）肌无力症状明显时，协助做好患者的生活护理，保持口腔清洁防止外伤和感染等并发症。

3. 出院指导

（1）保持乐观情绪、生活规律、饮食合理、睡眠充足，避免疲劳、感染、情绪抑郁和精神创伤等诱因。

（2）注意根据季节、气候，适当增减衣服，避免受凉、感冒。

（3）按医嘱正确服药，避免漏服、自行停服和更改药量。

（4）患者出院后应随身带有卡片，包括姓名、年龄、住址、诊断证明，目前所用药物及剂量，以便在抢救时参考。

（5）病情加重时及时就诊。

微信扫码
◆临床科研
◆医学前沿
◆临床资讯
◆临床笔记

第三章
呼吸内科疾病的护理

第一节 肺 炎

肺炎是指终末气道、肺泡和肺间质的炎症，可由病原微生物、理化因素、免疫损伤、过敏及药物所致。细菌性肺炎是最常见的肺炎，也是最常见的感染性疾病之一。尽管新的强效抗生素不断投入应用，但其发病率和病死率仍很高。

一、概述

（一）分类

1. 解剖分类

（1）大叶性（肺泡性）肺炎：为肺实质炎症，通常并不累及支气管。病原体先在肺泡引起炎症，经肺泡间孔向其他肺泡扩散，导致部分或整个肺段、肺叶发生炎症改变。致病菌多为肺炎链球菌。

（2）小叶性（支气管）肺炎：指病原体经支气管入侵，引起细支气管、终末细支气管和肺泡的炎症。病原体有肺炎链球菌、葡萄球菌、病毒、肺炎支原体以及军团菌等。常继发于其他疾病，如支气管炎、支气管扩张、上呼吸道病毒感染以及长期卧床的危重患者。

（3）间质性肺炎：以肺间质炎症为主，病变累及支气管壁及其周围组织，有肺泡壁增生及间质水肿。可由细菌、支原体、衣原体、病毒或肺孢子菌等引起。

2. 病因分类

（1）细菌性肺炎：如肺炎链球菌、金黄色葡萄球菌、甲型溶血性链球菌、肺炎克雷白杆菌、流感嗜血杆菌、铜绿假单胞菌、棒状杆菌、梭形杆菌等引起的肺炎。

（2）非典型病原体所致肺炎：如支原体、军团菌和衣原体等。

（3）病毒性肺炎：如冠状病毒、腺病毒、呼吸道合胞病毒、流感病毒、麻疹病毒、巨细胞病毒、单纯疱疹病毒等。

（4）真菌性肺炎：如白念珠菌、曲霉、放射菌等。

（5）其他病原体所致的肺炎：如立克次体、弓形虫、寄生虫等。

（6）理化因素所致的肺炎：如放射性损伤引起的放射性肺炎、胃酸吸入、药物等引起的化学性肺炎等。

3. 患病环境分类

（1）社区获得性肺炎：是指在医院外罹患的感染性肺实质炎症，也称院外肺炎，包括具有明确潜伏期的病原体感染而在入院后平均潜伏期内发病的肺炎。常见致病菌为肺炎链球菌、流感嗜血杆菌、卡他莫拉菌和非典型病原体。

（2）医院获得性肺炎：简称医院内肺炎，是指患者入院时既不存在、也不处于潜伏期，而于入院48 h后在医院（包括老年护理院、康复院等）内发生的肺炎，也包括出院后48 h内发生的肺炎。无感染高危因素患者的常见病原体依次为肺炎链球菌、流感嗜血杆菌、金黄色葡萄球菌、铜绿假单胞菌、大肠杆菌、肺炎克雷白杆菌等；有感染高危因素患者的常见病原体依次为金黄色葡萄球菌、铜绿假单胞菌、肠杆菌属、肺炎克雷白杆菌等。

（二）病因及发病机制

正常的呼吸道免疫防御机制（支气管内黏液－纤毛运载系统、肺泡巨噬细胞防御的完整性等）使气管隆凸以下的呼吸道保持无菌。肺炎的发生主要由病原体和宿主两个因素决定。如果病原体数量多、毒力强和（或）宿主呼吸道局部和全身免疫防御系统损害，即可发生肺炎。病原体可通过空气吸入、血行播散、邻近感染部位蔓延、上呼吸道定植菌的误吸引起社区获得性肺炎。医院获得性肺炎还可通过误吸胃肠道的定植菌（胃食管反流）和通过人工气道吸入环境中的致病菌引起。

二、肺炎链球菌肺炎

肺炎链球菌肺炎或称肺炎球菌肺炎，是由肺炎链球菌或称肺炎球菌所引起的肺炎，约占社区获得性肺炎的半数以上。通常急骤起病，以高热、寒战、咳嗽、血痰及胸痛为特征。X 线胸片呈肺段或肺叶急性炎性实变，近年来因抗菌药物的广泛使用，致使本病的起病方式、症状及 X 线改变均不典型。

（一）临床表现

1. 症状

起病多急骤，高热、寒战，全身肌肉酸痛，体温通常在数小时内升至 39 ~ 40℃，高峰在下午或傍晚，或呈稽留热，脉率随之增速。可有患侧胸部疼痛，放射到肩部或腹部，咳嗽或深呼吸时加剧。痰少，可带血或呈铁锈色，食欲锐减，偶有恶心、呕吐、腹痛或腹泻，易被误诊为急腹症。

2. 体征

患者呈急性病容，面颊绯红，鼻翼扇动，皮肤灼热、干燥，口角及鼻周有单纯疱疹；病变广泛时可出现发绀。有败血症者，可出现皮肤、黏膜出血点，巩膜黄染。早期肺部体征无明显异常，仅有胸廓呼吸运动幅度减小，叩诊稍浊，听诊可有呼吸音减低及胸膜摩擦音。肺实变时叩诊浊音、触觉语颤增强并可闻及支气管呼吸音。消散期可闻及湿啰音。心率增快，有时心律不齐。重症患者有肠胀气，上腹部压痛多与炎症累及膈胸膜有关。重症感染时可伴休克、急性呼吸窘迫综合征及神经精神症状，表现为神志模糊、烦躁、呼吸困难、嗜睡、谵妄、昏迷等。累及脑膜时有颈抵抗及出现病理性反射。

本病自然病程大致 1 ~ 2 周。发病 5 ~ 10 天，体温可自行骤降或逐渐消退；使用有效的抗菌药物后可使体温在 1 ~ 3 天内恢复正常。患者的其他症状与体征亦随之逐渐消失。

（二）护理

1. 护理目标

体温恢复正常范围；患者呼吸平稳，发绀消失；症状减轻呼吸道通畅；疼痛减轻，感染控制未发生休克。

2. 护理措施

（1）一般护理。①休息与环境：保持室内空气清新，病室保持适宜的温、湿度，环境安静、清洁、舒适。限制患者活动，限制探视，避免因谈话过多影响体力。要集中安排治疗和护理活动，保证足够的休息，减少氧耗量，缓解头痛、肌肉酸痛、胸痛等症状。②体位：协助或指导患者采取合适的体位。对有意识障碍患者，如病情允许可取半卧位，增加肺通气量；或侧卧位，以预防或减少分泌物吸入肺内。为促进肺扩张，每 2 h 变换体位 1 次，减少分泌物瘀积在肺部而引起并发症。③饮食与补充水分：给予高热量、高蛋白质、高维生素、易消化的流质或半流质饮食，以补充高热引起的营养物质消耗。宜少食多餐，避免压迫膈肌。若有明显麻痹性肠梗阻或胃扩张，应暂时禁食，遵医嘱给予胃肠减压，直至肠蠕动恢复。鼓励患者多饮水（1 ~ 2 L/d），来补充发热、出汗和呼吸急促所丢失的水分，并利于痰液排出。轻症者无须静脉补液，脱水严重者可遵医嘱补液，补液有利于加快毒素排泄和热量散发，尤其是食欲差或不能进食者。心脏病或老年人应注意补液速度，过快过多易导致急性肺水肿。

（2）病情观察：监测患者神志、体温、呼吸、脉搏、血压和尿量，并做好记录。尤其应注意密切观察体温的变化。观察有无呼吸困难及发绀，及时适宜给氧。重点观察儿童、老年人、久病体弱者的病情变化，注意是否伴有感染性休克的表现。观察痰液颜色、性状和量，如肺炎球菌肺炎呈铁锈色，葡萄球菌肺炎呈粉红色乳状，厌氧菌感染者痰液多有恶臭等。

（3）对症护理。①高热的护理：体温超过 37.5℃，应每 4 小时测体温 1 次，观察体温过高的早期症状和体征，体温突然升高或骤降时，应随时测量和记录，并及时报告医师。体温 >39℃时，要采取物理降温。降温效果不好可遵照医嘱选用适当的解热剂进行降温。患者出汗后应及时处理，保持皮肤的清洁和干燥，并注意保暖。鼓励多饮水。②咳嗽、咳痰的护理：协助和鼓励患者有效咳嗽、排痰，及时清除口腔和呼吸道内痰液、呕吐物。痰液黏稠不易咳出时，在病情允许情况下可扶患者坐起，给予拍背，协助咳痰，遵医嘱应用祛痰药以及超声雾化吸入，稀释痰液，促进痰的排出。必要时吸痰，预防窒息。吸痰前，注意告知病情。③气急发绀的护理：监测动脉血气分析值，给予吸氧，提高血氧饱和度，改善发绀，增加患者的舒适度。氧流量一般为每分钟 4 ~ 6 L，若为 COPD 患者，应给予低流量低浓度持续吸氧。注意观察患者呼吸频率、节律、深度等变化，皮肤色泽和意识状态有无改变，如果病情恶化，准备气管插管和呼吸机辅助通气。④胸痛的护理：维持患者舒适的体位。患者胸痛时，常随呼吸、咳嗽加重，可采取患侧卧位，在咳嗽时可用枕头等物夹紧胸部，必要时用宽胶布固定胸廓，以降低胸廓活动度，减轻疼痛。疼痛剧烈者，遵医嘱应用镇痛、止咳药，缓解疼痛和改善肺通气，如口服可待因。⑤其他：鼓励患者经常漱口，做好口腔护理。口唇疱疹者局部涂液体石蜡或抗病毒软膏，防止继发感染。烦躁不安、谵妄、失眠者酌情使用地西泮或水合氯醛，禁用抑制呼吸的镇静药。

（4）感染性休克的护理。①观察休克的征象：密切观察生命体征、实验室检查和病情的变化。发现患者神志模糊、烦躁、发绀、四肢湿冷、脉搏细数、脉压变小、呼吸浅快、面色苍白、尿量减少（< 30 mL/h）等休克早期症状时，及时报告医师，采取救治措施。②环境与体位：应将感染性休克的患者安置在重症监护室，注意保暖和安全。取仰卧中凹位，抬高头胸部 20°，抬高下肢约 30°，有利于呼吸和静脉回流，增加心排出量。尽量减少搬动。③吸氧：应给高流量吸氧，维持动脉氧分压在 60 mmHg 以上，改善缺氧状况。④补充血容量：快速建立两条静脉通路，遵医嘱给予右旋糖酐或平衡液以维持有效血容量，降低血液的黏稠度，防止弥散性血管内凝血。随时监测患者一般情况、血压、尿量、尿比重、血细胞比容等；监测中心静脉压，作为调整补液速度的指标，中心静脉压 <5 cmH$_2$O 可放心输液，达到 10 cmH$_2$O 应慎重。以中心静脉压不超过 10 cmH$_2$O、尿量每小时在 30 mL 以上为宜。补液不宜过多过快，以免引起心力衰竭和肺水肿。若血容量已补足而 24 h 尿量仍 <400 mL、尿比重 <1.018 时，应及时报告医师，注意是否合并急性肾衰竭。⑤纠正酸中毒：有明显酸中毒可静脉滴注 5% 的碳酸氢钠，因其配伍禁忌较多，宜单独输入。随时监测和纠正电解质和酸碱失衡等。⑥应用血管活性药物的护理：遵医嘱在应用血管活性药物，如多巴胺、间羟胺（阿拉明）时，滴注过程中应注意防止液体溢出血管外，引起局部组织坏死和影响疗效。可应用输液泵单独静脉输入血管活性药物，根据血压随时调整滴速，维持收缩压在 90 ~ 100 mmHg，保证重要器官的血液供应，改善微循环。⑦对因治疗：应联合、足量应用强有力的广谱抗生素控制感染。⑧病情转归观察：随时监测和评估患者意识、血压、脉搏、呼吸、体温、皮肤、黏膜、尿量的变化，判断病情转归。如患者神志逐渐清醒、皮肤及肢体变暖、脉搏有力、呼吸平稳规则、血压回升、尿量增多，预示病情已好转。

（5）用药护理。遵医嘱及时使用有效抗感染药物，注意观察药物疗效及不良反应。

抗菌药物治疗：一经诊断即应给予抗菌药物治疗，不必等待细菌培养结果。首选青霉素 G，用药途径及剂量视病情轻重及有无并发症而定。对于成年轻症患者，可用 240 万 U/d，分 3 次肌内注射，或用普鲁卡因青霉素每 12 h 肌内注射 60 万 U；病情稍重者，宜用青霉素 G 每天 240 万 ~ 480 万 U，每 6 ~ 8 h 静脉滴注 1 次；重症及并发脑膜炎者，可增至每天 1 000 万 ~ 3 000 万 U，分 4 次静脉滴注；对青霉素过敏者或耐青霉素或多重耐药菌株感染者，可用呼吸氟喹诺酮类、头孢噻肟或头孢曲松等药物，多重耐药菌株感染者可用万古霉素、替考拉宁等。药物治疗 48 ~ 72 h 后应对病情进行评价，治疗有效表现为体温下降、症状改善、白细胞逐渐降低或恢复正常等。如用药 72 h 后病情仍无改善，需及时报告医师并作相应处理。药物不良反应及护理措施可参见（表 3-1）。

表 3-1　治疗肺炎常用抗感染药物的剂量用法、主要不良反应及护理措施

药名	剂量及用法	主要不良反应	注意事项和（或）护理措施
青霉素 G	40 万～80 万单位／次，肌内注射或静脉滴注，每日 1～2 次，重症患者每日剂量可增至 1 000 万～3 000 万 U	变态反应最常见，以荨麻疹、药疹和血清样反应多见。最严重的是过敏性休克，另外可出现局部红肿、疼痛和硬结	1. 仔细询问病史，对青霉素过敏者禁用，使用前要进行皮试；避免滥用和局部用药，避免在饥饿时注射，注射液要现用现配，同时要准备好急救药物和抢救备，用药后需观察 30 min。一旦发生过敏性休克，立即组织抢救 2. 避免快速给药，注意皮疹及局部反应情况
苯唑西林	0.5～1 g／次，空腹口服或肌内注射或静脉滴注，每 4～6 h 一次	不良反应少，除与青霉素 G 有交叉过敏反应外，少数患者可出现口干、恶心、腹痛、腹胀、胃肠道反应	1. 观察药物疗效及胃肠道反应，反应较重者可遵医嘱服用制酸剂等药物 2. 注意过敏反应的发生，过敏反应的注意事项和／或护理措施同上
头孢呋辛	0.75～1.5 g／次，肌内注射或静脉滴注，每日 3 次	不良反应较少，常见的是过敏反应，多表现为皮疹，过敏性休克少见	注意观察用药疗效及皮疹出现情况
左氧氟沙星	0.1 g／次，口服，每日 3 次	胃肠道反应	1. 嘱患者餐后服药，注意观察用药效果，胃肠道反应较重者可遵医嘱加服制酸剂 2. 儿童、孕妇、哺乳期妇女慎用或禁用
红霉素	0.25～0.5 g／次，口服，每日 3～4 次	胃肠道反应较多见，少数患者可发生肝损害、药疹、耳鸣、耳聋等反应	1. 嘱患者餐后服药以减轻胃肠道反应，反应较重者及时报告医师 2. 注意有无黄疸及肝大等情况，同时要检测肝功能 3. 注意有无过敏性药疹、耳鸣、耳聋等反应
利巴韦林	0.8～1.0 g/d，分 3～4 次口服；或肌内注射或静脉滴注每日 10～15 mg/kg，分 2 次缓慢静脉滴注	少数患者可出现口干、稀便、白细胞减少等症状，另动物实验有致畸作用	注意监测血常规及消化道反应，发现异常及时向医师汇报。妊娠初期 3 月内孕妇禁用

支持疗法：患者应卧床休息，注意补充足够蛋白质、热量及维生素。密切监测病情变化，注意防止休克。剧烈胸痛者，可酌情用少量镇痛药，如可待因 15 mg。不用阿司匹林或其他解热药，以免过度出汗、脱水及干扰真实热型，导致临床判断错误。鼓励饮水每日 1～2 L，轻症患者不需常规静脉输液，确有失水者可输液，保持尿比重 <1.020，血清钠 <145 mmol/L。中等或重症患者（PaO_2 <60 mmHg 或有发绀）应给氧。若有明显麻痹性肠梗阻或胃扩张，应暂时禁食、禁饮和胃肠减压，直至肠蠕动恢复。烦躁不安、谵妄、失眠者可用地西泮 5 mg 或水合氯醛 1～1.5 g，禁用抑制呼吸的镇静药。

并发症的处理：经抗菌药物治疗后，高热常在 24 h 内消退，或数日内逐渐下降。若体温降而复升或 3 天后仍不降者，应考虑肺炎链球菌的肺外感染，如脓胸、心包炎或关节炎等。持续发热的其他原因尚有耐青霉素的肺炎链球菌（PRSP）或混合细菌感染、药物热或并存其他疾病。肿瘤或异物阻塞支气管时，经治疗后肺炎虽可消散，但阻塞因素未除，肺炎可再次出现。约 10%～20% 肺炎链球菌肺炎伴发胸腔积液者，应酌情取胸液检查及培养以确定其性质。若治疗不当，约 5% 并发脓胸，应积极排脓引流。

（6）心理护理。患病前健康状态良好的患者会因突然患病而焦虑不安；病情严重或患有慢性基础疾病的患者则可能出现消极、悲观和恐慌的心理反应。要耐心给患者讲解疾病的有关知识，解释各种症状和不适的原因，讲解各项诊疗、护理操作目的、操作程序和配合要点，使患者清楚大部分肺炎治疗、预后良好。询问和关心患者的需要，鼓励患者说出内心感受，与患者进行有效的沟通。帮助患者祛除不良心理反应，树立治愈疾病的信心。

（7）健康指导。①疾病知识指导：让患者及家属了解肺炎的病因和诱因，有皮肤疖、痈、伤口感染、毛囊炎、蜂窝织炎时应及时治疗。避免受凉、淋雨、酗酒和过度疲劳，特别是年老体弱和免疫功能低下者，如糖尿病、慢性肺病、慢性肝病、血液病、营养不良、艾滋病等。天气变化时随时增减衣服，预防上呼吸道感染。可注射流感或肺炎免疫疫苗，使之产生免疫力。②生活指导：劝导患者要注意休息，劳逸结合，生活有规律。保证摄取足够的营养物质，适当参加体育锻炼，增强机体抗病能力。对有意识障碍、慢性病、长期卧床者，应教会家属注意帮助患者经常改变体位、翻身、拍背，协助并鼓励患者咳出痰液，有感染征象时及时就诊。③出院指导：出院后需继续用药者，应指导患者遵医嘱按时服药，向患者介绍所服药物的疗效、用法、疗程、不良反应，不能自行停药或减量。教会患者观察疾病复发症状，如出现发热、咳嗽、呼吸困难等不适表现时，应及时就诊。告知患者随诊的时间及需要准备的有关资料，如X线胸片等。

3. 护理评价

患者体温恢复正常；能进行有效咳嗽，痰容易咳出，显示咳嗽次数减少或消失，痰量减少；休克发生时及时发现并给予及时的处理。

三、其他类型肺炎

（一）葡萄球菌肺炎

葡萄球菌肺炎是由葡萄球菌引起的急性肺部化脓性炎症。葡萄球菌的致病物质主要是毒素与酶，具有溶血、坏死、杀白细胞和致血管痉挛等作用。其致病力可用血浆凝固酶来测定，阳性者致病力较强，是化脓性感染的主要原因。但其他凝固酶阴性的葡萄球菌亦可引起感染。随着医院内感染的增多，由凝固酶阴性葡萄球菌引起的肺炎也不断增多。医院获得性肺炎中，葡萄球菌感染占11%～25%。常发生于有糖尿病、血液病、艾滋病、肝病或慢性阻塞性肺疾病等原有基础疾病者。若治疗不及时或不当，病死率甚高。

1. 临床表现

（1）症状：起病多急骤，寒战、高热，体温高达39～40℃，胸痛，咳大量脓性痰，带血丝或呈脓血状。全身肌肉和关节酸痛，精神萎靡，病情严重者可出现周围循环衰竭。院内感染者常起病隐袭，体温逐渐上升，咳少量脓痰。老年人症状可不明显。

（2）体征：早期可无体征，晚期可有双肺散在湿啰音。病变较大或融合时可出现肺实变体征。但体征与严重的中毒症状和呼吸道症状不平行。

2. 治疗要点

早期清除原发病灶，积极抗感染治疗，加强支持疗法，预防并发症。通常首选耐青霉素酶的半合成青霉素或头孢菌素，如苯唑西林、头孢呋辛等。用法、剂量等可见（表3-1）。对甲氧西林耐药株可用万古霉素、替考拉宁等治疗。疗程约2～3周，有并发症者需4～6周。

（二）肺炎支原体肺炎

肺炎支原体肺炎是由肺炎支原体引起的呼吸道和肺部的急性炎症。常同时有咽炎、支气管炎和肺炎。肺炎支原体是介于细菌和病毒之间、兼性厌氧、能独立生活的最小微生物。健康人吸入患者咳嗽、打喷嚏时喷出的口鼻分泌物可感染，即通过呼吸道传播。病原体通常吸附宿主呼吸道纤毛上皮细胞表面，不侵入肺实质，抑制纤毛活动和破坏上皮细胞。其致病性可能与患者对病原体及其代谢产物的过敏反应有关。支原体肺炎约占非细菌性肺炎的1/3以上，或各种原因引起的肺炎的10%。以秋冬季发病较多，可散发或小流行，患者以儿童和青年人居多，婴儿间质性肺炎亦应考虑本病的可能。

1. 临床表现

（1）症状：通常起病缓慢，潜伏期2～3周，症状主要为乏力、咽痛、头痛、咳嗽、发热、食欲不振、肌肉酸痛等。多为刺激性咳嗽，咳少量黏液痰，发热可持续2～3周，体温恢复正常后可仍有咳嗽。偶伴有胸骨后疼痛。

（2）体征：可见咽部充血、颈部淋巴结肿大等体征。肺部可无明显体征，与肺部病变的严重程度不相称。

2. 治疗要点

肺炎支原体肺炎首选大环内酯类抗生素，如红霉素，用法、剂量等可见（表3-1）。疗程一般为2～3周。

（三）病毒性肺炎

病毒性肺炎是由上呼吸道病毒感染，向下蔓延所致的肺部炎症。常见病毒为甲、乙型流感病毒、腺病毒、副流感病毒、呼吸道合胞病毒和冠状病毒等。患者可同时受一种以上病毒感染，气道防御功能降低，常继发细菌感染。病毒性肺炎为吸入性感染，常有气管—支气管炎。呼吸道病毒通过飞沫与直接接触而迅速传播，可暴发或散发流行。病毒性肺炎约占需住院的社区获得性肺炎的8%，大多发生于冬春季节。密切接触的人群或有心肺疾病者、老年人等易受感染。

1. 临床表现

（1）症状：一般临床症状较轻，与支原体肺炎症状相似。起病较急，发热、头痛、全身酸痛、乏力等较突出。有咳嗽、少痰或白色黏液痰、咽痛等症状。老年人或免疫功能受损的重症患者，可表现为呼吸困难、发绀、嗜睡、精神萎靡，甚至并发休克、心力衰竭和呼吸衰竭，严重者可发生急性呼吸窘迫综合征。

（2）体征：本病常无显著的胸部体征，病情严重者有呼吸浅速、心率增快、发绀、肺部干湿性啰音。

2. 治疗要点

病毒性肺炎以对症治疗为主，板蓝根、黄芪、金银花、连翘等中药有一定的抗病毒作用。对某些重症病毒性肺炎应采用抗病毒药物，如选用利巴韦林、阿昔洛韦等。

（四）真菌性肺炎

肺部真菌感染是最常见的深部真菌病。真菌感染的发生是机体与真菌相互作用的结果，最终取决于真菌的致病性、机体的免疫状态及环境条件对机体与真菌之间关系的影响，广谱抗生素、糖皮质激素、细胞毒药物及免疫抑制剂的广泛使用，人免疫缺陷病毒（HIV）感染和艾滋病增多使肺部真菌感染的机会增加。

1. 临床表现

真菌性肺炎多继发于长期应用抗生素、糖皮质激素、免疫抑制剂、细胞毒药物或因长期留置导管、插管等诱发，其症状和体征无特征性变化。

2. 治疗要点

真菌性肺炎目前尚无理想的药物，两性霉素B对多数肺部真菌仍为有效药物，但由于其不良反应较多，使其应用受到限制。其他药物尚有氟胞嘧啶、米康唑、酮康唑、制霉菌素等也可选用。

（五）重症肺炎

目前重症肺炎还没有普遍认同的标准，各国诊断标准不一，但都注重肺部病变的范围、器官灌注和氧合状态。我国制定的重症肺炎标准为：①意识障碍。②呼吸频率>30次/分。③ $PaO_2<60$ mmHg，$PO_2/FiO_2<300$，需行机械通气治疗。④血压<90/60 mmHg。⑤胸片显示双侧或多肺叶受累，或入院48 h内病变扩大≥50%。⑥少尿：尿量<20 mL/h，或每4 h<80 mL，或急性肾衰竭需要透析治疗。

第二节　肺脓肿

肺脓肿是由多种病原菌引起肺实质坏死的肺部化脓性感染。早期为肺组织的化脓性炎症，继而坏死、液化，由肉芽组织包绕形成脓肿。高热、咳嗽和咳大量脓臭痰为其临床特征。本病可见于任何年龄，青壮年男性及年老体弱有基础疾病者多见。自抗生素广泛应用以来，发病率有明显降低。

一、病因及发病机制

急性肺脓肿的主要病原体是细菌，常为上呼吸道、口腔的定植菌，包括需氧、厌氧和兼性厌氧菌。厌氧菌感染占主要地位，较重要的厌氧菌有核粒梭形杆菌、消化球菌等。常见的需氧和兼性厌氧菌为金黄色葡萄球菌、化脓链球菌（A组溶血性链球菌）、肺炎克雷白杆菌和铜绿假单胞菌等。免疫力低下者，如接受化学治疗、白血病或艾滋病患者其病原菌也可为真菌。根据不同病因和感染途径，肺脓肿可分为以下三种类型。

（一）吸入性肺脓肿

吸入性肺脓肿是临床上最多见的类型，病原体经口、鼻、咽吸入致病，误吸为最主要的发病原因。正常情况下，吸入物可由呼吸道迅速清除，但当由于受凉、劳累等诱因导致全身或局部免疫力下降时；在有意识障碍，如全身麻醉或气管插管、醉酒、脑血管意外时，吸入的病原菌即可致病。此外，也可由上呼吸道的慢性化脓性病灶，如扁桃体炎、鼻窦炎、牙槽脓肿等脓性分泌物经气管被吸入肺内致病。吸入性肺脓肿发病部位与解剖结构有关，常为单发性，由于右主支气管较陡直，且管径较粗大，因而右侧多发。病原体多为厌氧菌。

（二）继发性肺脓肿

继发性肺脓肿可继发于某些肺部疾病如细菌性肺炎、支气管扩张、空洞型肺结核、支气管肺癌、支气管囊肿等感染；支气管异物堵塞也是肺脓肿尤其是小儿肺脓肿发生的重要因素；邻近器官的化脓性病变蔓延至肺，如食管穿孔感染、膈下脓肿、肾周围脓肿及脊柱脓肿等波及肺组织引起肺脓肿。阿米巴肝脓肿可穿破膈肌至右肺下叶，形成阿米巴肺脓肿。

（三）血源性肺脓肿

血源性肺脓肿是因皮肤外伤感染、痈、疖、骨髓炎、静脉吸毒、感染性心内膜炎等肺外感染病灶的细菌或脓毒性栓子经血行播散至肺部引起小血管栓塞，产生化脓性炎症、组织坏死导致肺脓肿。金黄色葡萄球菌、表皮葡萄球菌及链球菌为常见致病菌。

二、临床表现

（一）症状

急性肺脓肿患者，起病急，寒战、高热，体温高达39℃～40℃，伴有咳嗽、咳少量黏液痰或黏液脓性痰，典型痰液呈黄绿色、脓性，有时带血。炎症累及胸膜可引起胸痛。伴精神不振、全身乏力、食欲减退等全身毒性症状。如感染未能及时控制，于发病后10～14日可突然咳出大量脓臭痰及坏死组织，痰量可达300～500 mL/d，痰静置后分三层。厌氧菌感染时痰带腥臭味。一般在咳出大量脓痰后，体温明显下降，全身毒性症状随之减轻。约1/3患者有不同程度的咯血，偶有中、大量咯血而突然窒息死亡者。部分患者发病缓慢，仅有一般的呼吸道感染症状。血源性肺脓肿多先有原发病灶引起的畏寒、高热等全身脓毒血症的表现。经数日或数周后出现咳嗽、咳痰，痰量不多，极少咯血。慢性肺脓肿患者除咳嗽、咳脓痰、不规则发热、咯血外，还有贫血、消瘦等慢性消耗症状。

（二）体征

肺部体征与肺脓肿的大小、部位有关。早期病变较小或位于肺深部，多无阳性体征；病变发展较大时可出现肺实变体征，有时可闻及异常支气管呼吸音；病变累及胸膜时，可闻及胸膜摩擦音或胸腔积液体征。慢性肺脓肿常有杵状指（趾）、消瘦、贫血等。血源性肺脓肿多无阳性体征。

三、护理

（一）护理目标

体温降至正常，营养改善，呼吸系统症状减轻或消失，未发生并发症。

（二）护理措施

1. 一般护理

保持室内空气流通、适宜温湿度、阳光充足。晨起、饭后、体位引流后及睡前协助患者漱口，做好口腔护理。鼓励患者多饮水，进食高热量、高蛋白、高维生素等营养丰富的食物。

2. 病情观察

观察痰的颜色、性状、气味和静置后是否分层。准确记录24 h排痰量。当大量痰液排出时，要注意观察患者咳痰是否顺畅，咳嗽是否有力，避免脓痰引起窒息；当痰液减少时，要观察患者中毒症状是否好转，若中毒症状严重，提示痰液引流不畅，做好脓液引流的护理，以保持呼吸道通畅。若发现血痰，应及时报告医师，咯血量较多时，应严密观察体温、脉搏、呼吸、血压以及神志的变化，准备好抢救药品和用品，嘱患者患侧卧位，头偏向一侧，警惕大咯血或窒息的突然发生。

3. 用药及体位引流护理

（1）抗生素治疗：吸入性肺脓肿一般选用青霉素，对青霉素过敏或不敏感者可用林可霉素、克林霉素或甲硝唑等药物。开始给药采用静脉滴注，体温通常在治疗后 3 ~ 10 天降至正常，然后改为肌内注射或口服。如抗生素有效，宜持续 8 ~ 12 周，直至胸片上空洞和炎症完全消失，或仅有少量稳定的残留纤维化。若疗效不佳，要注意根据细菌培养和药物敏感试验结果选用有效抗菌药物。遵医嘱使用抗生素、祛痰药、支气管扩张剂等药物，注意观察疗效及不良反应。

（2）痰液引流：可缩短病程，提高疗效。无大咯血、中毒症状轻者可进行体位引流排痰，每日 2 ~ 3 次，每次 10 ~ 15 min。痰黏稠者可用祛痰药、支气管舒张药或生理盐水雾化吸入以利脓液引流。有条件应尽早应用纤维支气管镜冲洗及吸引治疗，脓腔内还可注入抗生素，加强局部治疗。

（3）手术治疗：内科积极治疗 3 个月以上效果不好，或有并发症可考虑手术治疗。

4. 心理护理

向患者及家属及时介绍病情，解释各种症状和不适的原因，说明各项诊疗、护理操作目的、操作程序和配合要点。由于疾病带来口腔脓臭气味使患者害怕与人接近，在帮助患者口腔护理的同时消除患者的紧张心理。主动关心并询问患者的需要，使患者增加治疗的依从性和信心，指导患者正确对待本病，使其勇于说出内心感受，并积极进行疏导。教育患者家属配合医护人员做好患者的心理指导，使患者树立治愈疾病的信心，以促进疾病早日康复。

5. 健康指导

（1）疾病知识指导：指导患者及家属了解肺脓肿发生、发展、治疗和有效预防方面的知识。积极治疗肺炎、皮肤疖、痈或肺外化脓性等原发病灶。教会患者练习深呼吸，鼓励患者咳嗽并采取有效的咳嗽方式进行排痰，保持呼吸道的通畅，促进病变的愈合。对重症患者做好监护，教育家属及时发现病情变化，并及时向医师报告。

（2）生活指导：指导患者生活要有规律，注意休息，劳逸结合，应增加营养物质的摄入。提倡健康的生活方式，重视口腔护理，在晨起、饭后、体位引流后、晚睡前要漱口、刷牙，防止污染分泌物误吸入下呼吸道。鼓励平日多饮水，戒烟、酒。保持环境整洁、舒适，维持适宜的室温与湿度，注意保暖，避免受凉。

（3）用药指导：抗生素治疗非常重要，但需要时间较长，为防止病情反复，应遵从治疗计划。指导患者及家属根据医嘱服药，向患者讲解抗生素等药物的用药疗程、方法、不良反应，发现异常及时向医师报告。

（4）加强易感人群护理：对意识障碍、慢性病、长期卧床者，应注意指导家属协助患者经常变换体位、翻身、拍背促进痰液排出，疑有异物吸入时要及时清除。有感染征象时应及时就诊。

（三）护理评价

患者体温平稳，呼吸系统症状消失，营养改善，无并发症发生或发生后及时得到处理。

第三节　肺结核

结核分枝杆菌可侵及全身多个脏器，但以肺部受累形成肺结核最为常见。在 21 世纪仍然是严重危害人类健康的主要传染病，是全球关注的公共卫生和社会问题，也是我国重点控制的主要疾病之一。

一、病因及发病机制

（一）病原学

结核病的病原菌为结核分枝杆菌，分为人型、牛型、非洲型和鼠型 4 类，其中引起人类结核病的主要为人型结核分枝杆菌，少数为牛型和非洲型分枝杆菌。其生物学特性如下。

1. 抗酸性

结核分枝杆菌耐酸染色呈红色，可抵抗盐酸酒精的脱色作用，又称抗酸杆菌。

2. 生长缓慢

结核分枝杆菌为需氧菌，适宜生长温度为37℃左右。生长缓慢，增殖一代需14～20 h，对营养有特殊的要求；培养时间一般为2～8周。

3. 抵抗力强

结核分枝杆菌对干燥、酸、碱、冷的抵抗力较强。在干燥环境中可存活数月或数年。在阴暗潮湿环境下能生存数月不死，但在10 W紫外线灯距照射物0.5～1 m，照射30 min具有明显杀菌作用。阳光下暴晒2～7 h可被杀死。用氢氧化钠或硫酸对痰液进行处理时，一般杂菌很快被杀死，而结核分枝杆菌仍存活，故常以此方法对临床痰标本进行结核分枝杆菌培养前处理。湿热80℃持续5 min、95℃持续1 min或煮沸100℃持续5 min可杀死结核分枝杆菌，因而煮沸消毒与高压消毒是最有效的消毒法。常用杀菌剂中，70%酒精最佳，一般在2 min内可杀死结核分枝杆菌。1.5%煤酚皂接触2～12 h，5%苯酚24 h亦可杀菌。将痰吐在纸上直接焚烧是最简易的灭菌方法。除污剂或合成洗涤剂对结核分枝杆菌完全不起作用。

4. 菌体结构复杂

结核分枝杆菌菌体成分复杂，主要是类脂质、蛋白质和多糖类组成的复合成分。在人体内，类脂质与结核病的组织坏死、干酪液化、空洞发生以及结核变态反应有关；菌体蛋白质是结核菌素的主要成分，诱发皮肤变态反应；多糖类与血清反应等免疫应答有关。

（二）流行病学

1. 传染源

结核病的传染源主要是继发性肺结核患者。由于结核分枝杆菌主要是随着痰排出体外而播散，因而痰液检查结核分枝杆菌阳性的患者才有传染性，才是传染源。

2. 传播途径

飞沫传播是肺结核最重要的传播途径。结核分枝杆菌主要通过咳嗽、喷嚏、大笑或大声谈话等方式把含有结核分枝杆菌的微滴排到空气中而传播。经消化道和皮肤等其他途径传播现已少见。

3. 易感人群

人群对结核病易感性与机体自然抵抗力和获得性特异性抵抗力有关。结核病的易感人群包括：与肺结核患者密切接触者、免疫抑制或滥用药物者、HIV感染者、生活贫困、居住环境拥挤者、老年人、流浪人员以及婴幼儿等机体自然抵抗力低下者。山区及农村居民结核分枝杆菌自然感染率低，导致获得性特异性抵抗力低，移居到城市生活后也成为结核病的易感人群。

4. 影响传染性的因素

已感染者排出结核分枝杆菌量的多少、空气中结核分枝杆菌微滴的密度、通风情况、接触的密切程度和时间长短以及个体免疫力情况等。HIV感染者及免疫功能受损者比健康人更容易受到结核分枝杆菌感染，而且感染后容易发病。

（三）结核病的发生与发展

1. 原发感染

感染后的结核病的发生、发展与转归取决于入侵结核分枝杆菌的毒力及肺泡内巨噬细胞固有的吞噬杀菌能力。如果结核分枝杆菌能够在体内存活，并可在肺泡巨噬细胞内外生长繁殖，这部分肺组织即出现炎性病变，称为原发病灶。原发病灶中的结核分枝杆菌沿着肺内引流淋巴管到达肺门淋巴结，引起淋巴结肿大。原发病灶和肿大的气管支气管淋巴结统称为原发复合征或原发性结核。原发病灶继续发展，可直接或经血流播散到邻近组织器官，引起结核病。肺结核的发生发展过程见（图3-1）。

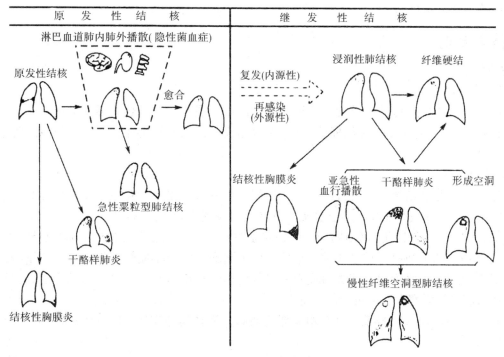

图 3-1　肺结核病自然过程示意图

当结核分枝杆菌首次侵入人体开始繁殖时，人体通过细胞介导的免疫系统对结核分枝杆菌产生特异性免疫，使原发病灶、肺门淋巴结和播散到全身各器官的结核分枝杆菌停止繁殖，原发病灶炎症迅速吸收或留下少量钙化灶，肿大的肺门淋巴结逐渐缩小、纤维化或钙化，播散到全身各器官的结核分枝杆菌大部分被消灭，这就是原发感染最常见的良性过程。但仍然有少量结核分枝杆菌没有被消灭，长期处于休眠期，成为继发性结核的潜在来源。少数患者因免疫反应强烈或免疫力低下，原发病灶可扩大呈干酪样坏死，形成空洞或干酪样肺炎。干酪样坏死组织破入支气管可引起沿支气管结核播散。结核分枝杆菌经淋巴引起血行播散，形成血行播散型肺结核。

2. 结核病免疫和迟发性变态反应

结核病主要的免疫保护机制是细胞免疫，体液免疫对控制结核分枝杆菌感染的作用不重要。人体受结核分枝杆菌感染后，首先是巨噬细胞做出反应，肺泡中的巨噬细胞大量分泌白细胞介素（简称白介素）-1、白介素 -6 和肿瘤坏死因子（TNF）- α 等细胞因子使淋巴细胞和单核细胞聚集到结核分枝杆菌入侵部位，逐渐形成结核肉芽肿，限制结核分枝杆菌扩散并杀灭结核分枝杆菌。T 细胞有独特作用，其与巨噬细胞相互作用和协调，对完善免疫保护作用非常重要。T 淋巴细胞有识别特异性抗原的受体，CD_4^+ T 细胞促进免疫反应，在淋巴因子作用下分化为第一类和第二类辅助性 T 细胞（Th1 和 Th2）。细胞免疫保护作用以 Th1 为主，Th1 促进巨噬细胞的功能和免疫保护力。白介素 -12 可诱导 Th1 的免疫作用，刺激 T 细胞分化为 Th1，增加 γ - 干扰素的分泌，激活巨噬细胞抑制或杀灭结核分枝杆菌的能力。

3. 继发性结核

（1）发病方式：原发性结核感染时期遗留下来的潜在病灶中的结核分枝杆菌重新活动而发生的结核病，此为内源性复发；另一种方式是由于受到结核分枝杆菌的再感染而发病，称为外源性重染。两种不同发病方式主要取决于当地的结核病流行病学特点与严重程度。继发性结核病与原发性结核病有明显的差异。继发性结核病有明显的临床症状，容易出现空洞和排菌，有传染性，所以，继发性结核病具有重要临床和流行病学意义，是防治工作的重点。

（2）发病类型：一种是发病慢，临床症状少而轻，多发生在肺尖或锁骨下，痰涂片检查阴性，一般预后良好；另一种是发病快，几周前肺部检查还是正常，发现时已出现广泛的病变、空洞和播散，痰涂片检查阳性。这类患者多发生在青春期女性、营养不良、抵抗力弱的群体以及免疫功能受损的患者。有传染性，是防治工作的重点。

二、临床表现

（一）症状

1. 全身中毒症状

典型肺结核表现为午后低热、乏力、食欲减退、消瘦、盗汗等，发热为最常见的症状。多为长期午后潮热，即下午或傍晚开始升高，翌晨降至正常。妇女可有月经失调和闭经，当肺部病灶急剧进展播散时，可有不规则高热。

2. 呼吸系统症状

（1）咳嗽咳痰：是肺结核最常见症状。咳嗽较轻，干咳或少量黏液痰。有空洞形成时，痰量增多，若合并其他细菌感染，痰可呈脓性。若合并支气管结核，表现为刺激性咳嗽。

（2）咯血：约 1/3 ~ 1/2 的患者有咯血。咯血量多少不定，多数患者为少量咯血，少数为大咯血。痰中带血多因炎性病灶的毛细血管扩张所致；中等量以上咯血，则与小血管损伤或来自空洞的血管瘤破裂有关。咯血后低热多为小血管内血液吸收或阻塞支气管引起感染所致，若高热持续不退，提示结核病灶播散；大咯血时若血块阻塞大气道可引起窒息。

（3）胸痛：炎症波及壁层胸膜，可有相应部位胸痛，为胸膜性胸痛。随呼吸运动和咳嗽加重。患侧卧位可减轻疼痛。

（4）呼吸困难：慢性重症肺结核时，呼吸功能减退，常出现渐进性呼吸困难，并发气胸或大量胸腔积液时，呼吸困难尤为严重。多见于干酪样肺炎和大量胸腔积液患者。

（二）体征

体征取决于病变性质、部位、范围和程度。病变范围较小或位于肺组织深部时，一般无明显体征。渗出性病变范围较大或干酪样坏死时，则可以有肺实变体征，如触觉语颤增强、叩诊浊音、听诊闻及支气管呼吸音和细湿啰音。较大的空洞性病变听诊也可以闻及支气管呼吸音。结核好发于肺尖，在锁骨上下、肩胛间区叩诊略浊，于咳嗽后偶可闻及湿啰音，对肺结核的诊断具有参考意义。当有较大范围的纤维条索形成时，气管向患侧移位，患侧胸廓塌陷、叩诊浊音、听诊呼吸音减弱并可闻及湿啰音。健侧可有代偿性肺气肿征。结核性胸膜炎时有胸腔积液体征；气管向健侧移位，患侧胸廓视诊饱满、触觉语颤减弱、叩诊实音、听诊呼吸音消失。支气管结核可有局限性哮鸣音。

少数患者可以有类似风湿热样表现，称为结核性风湿症。多见于青少年女性。常累及四肢大关节。在受累关节附近可见结节性红斑或环形红斑，间歇出现。

三、临床类型及特点

（一）原发型肺结核

原发型肺结核含原发复合征及胸内淋巴结结核。多见于少年儿童，无症状或症状轻微，类似感冒，有低热、咳嗽、食欲不振、体重减轻等。多有结核病家庭接触史，结核菌素试验多为强阳性，X线胸片表现为哑铃型阴影，即原发病灶、引流淋巴管炎和肿大的肺门淋巴结，形成典型的原发复合征（原发病灶，部位多在上叶底部、中叶或下叶上部）。原发病灶一般吸收较快，可不留任何痕迹。若X线胸片只有肺门淋巴结肿大，则诊断为胸内淋巴结结核。

（二）血行播散型肺结核

本型为各型肺结核中较严重者，包括急性血行播散型肺结核（急性粟粒型肺结核）及亚急性、慢性血行播散型肺结核。急性粟粒型肺结核多见于婴幼儿和青少年，特别是营养不良、患传染病和长期应用免疫抑制剂导致抵抗力明显下降的小儿，多同时伴有原发型肺结核。成人也可发生急性粟粒型肺结核，可由病变中和淋巴结内的结核分枝杆菌侵入血管所致。起病急，持续高热，中毒症状严重，约一半以上的小儿和成人合并结核性脑膜炎。虽然病变侵及两肺，但极少有呼吸困难。全身浅表淋巴结肿大，肝和脾大，有时可发现皮肤淡红色粟粒疹，可出现颈项强直等脑膜刺激征，眼底检查约1/3的患者可发现脉络膜结核结节。部分患者结核菌素试验阴性，随病情好转可转为阳性。X线胸片和CT检查开始为肺纹理重，在症状出现两周左右可发现由肺尖至肺底呈大小、密度和分布皆均匀的粟粒状结节阴影，结节直径2mm左右。亚急性、慢性血行播散型肺结核起病较缓，症状较轻，X线胸片呈双上、中肺野为主的大小不等、密度不同和分布不均的粟粒状或结节状阴影，新鲜渗出与陈旧硬结和钙化病灶共存。慢性血行播散型肺结核多无明显中毒症状。

（三）继发型肺结核

继发型肺结核多发生在成人，病程长，易反复。肺内病变多为含有大量结核分枝杆菌的早期渗出性病变，易进展，多发生干酪样坏死、液化、空洞形成和支气管播散；同时又多出现病变周围纤维组织增生，使病变局限化和瘢痕形成。病变轻重多寡相差悬殊，活动性渗出病变、干酪样病变和愈合性病变共存。因此，继发型肺结核X线表现特点为多态性，好发在上叶尖后段和下叶背段。痰结核分枝杆菌检查常为阳性。

1. 浸润性肺结核

浸润性肺结核是临床上最常见的继发性肺结核，大多为人体免疫力降低时，潜伏在肺部病灶内的结核菌重新繁殖而引起的，形成以渗出和细胞浸润为主、伴有程度不同的干酪样病灶。临床症状根据病灶性质、范围大小和个体反应性而不同。轻者可有低热、盗汗等；重者病情呈急性进展，可有明显毒血症状和呼吸道症状，如高热、咳嗽、咳痰、呼吸困难等。X线可见片状、絮状阴影，边缘模糊。浸润渗出性结核病变和纤维干酪增殖病变多发生在肺尖和锁骨下，影像学检查表现为小片状或斑点状阴影，可融合和形成空洞。渗出性病变易吸收，而纤维干酪增殖病变吸收很慢，可长期无改变。

2. 空洞性肺结核

空洞性肺结核的空洞形态不一。多由干酪渗出病变溶解形成洞壁不明显的、多个空腔的虫蚀样空洞；伴有周围浸润病变的新鲜的薄壁空洞，当引流支气管壁出现炎症伴堵塞时，因活瓣形成，而出现壁薄的、可迅速扩大和缩小的张力性空洞以及肺结核球干酪样坏死物质排出后形成的干酪溶解性空洞。空洞性肺结核多有支气管播散病变，临床症状较多，发热、咳嗽、咳痰和咯血等。空洞性肺结核患者痰中经常排菌。应用有效的化学治疗后，出现空洞不闭合，但长期多次查痰阴性，空洞壁由纤维组织或上皮细胞覆盖，诊断为"净化空洞"。但有些患者空洞还残留一些干酪组织，长期多次查痰阴性，临床上诊断为"开放菌阴综合征"。

3. 结核球

结核球多由干酪样病变吸收和周边纤维膜包裹或干酪空洞阻塞性愈合而形成。结核球内有钙化灶或液化坏死形成空洞，同时80%以上结核球有卫星灶，直径在2~4cm，多小于3cm。

4. 干酪样肺炎

干酪样肺炎多发生在机体免疫力和体质衰弱，又受到大量结核分枝杆菌感染的患者，或有淋巴结支气管瘘，淋巴结中的大量干酪样物质经支气管进入肺内而发生。大叶性干酪样肺炎X线呈大叶性密度均匀磨玻璃状阴影，逐渐出现溶解区，呈虫蚀样空洞，可出现播散病灶，痰中能查出结核分枝杆菌。小叶性干酪样肺炎的症状和体征都比大叶性干酪样肺炎轻X线呈小叶斑片播散病灶，多发生在双肺中下部。

5. 纤维空洞性肺结核

肺结核未及时发现或治疗不当，或由于病情随机体免疫力的高低波动，病灶吸收、修复与恶化、进展交替出现，导致空洞长期不愈、病灶出现广泛纤维化，患者长期咳嗽、咳痰、反复咯血、活动后气促，严重者可发生呼吸衰竭。纤维空洞性肺结核的特点是病程长，反复进展恶化，肺组织破坏重，肺功能严重受损，双侧或单侧出现纤维厚壁空洞和广泛的纤维增生，造成肺门抬高和肺纹理呈垂柳样，患侧肺组织收缩，纵隔向患侧移位，常见胸膜粘连和健侧呈代偿性肺气肿。结核分枝杆菌长期检查阳性且常耐药。X线可见一侧或两侧单个或多个厚壁空洞，多伴有支气管播散病灶及明显的胸膜增厚。

（四）结核性胸膜炎

机体处于高敏状态时，结核菌侵入胸膜腔可引起渗出性胸膜炎。除出现全身中毒症状外，有胸痛和呼吸困难。早期出现局限性胸膜摩擦音，随着积液增多出现胸腔积液体征。X线可见中下肺野均匀致密阴影，上缘弧形向上，外侧升高。

（五）其他肺外结核

其他肺外结核可按部位和脏器命名，如骨关节结核、肾结核、肠结核等。

（六）菌阴肺结核

菌阴肺结核为三次痰涂片及一次培养阴性的肺结核，其诊断标准为：①典型肺结核临床症状和胸部X线表现。②抗结核治疗有效。③临床可排除其他非结核性肺部疾患。④PPD强阳性，血清抗结核抗体阳性。⑤痰结核菌PCR和探针检测呈阳性。⑥肺外组织病理证实结核病变。⑦支气管肺泡灌洗（BAL）液中检出抗酸分枝杆菌。⑧支气管或肺部组织病理证实结核病变。具备①~⑥中3项或⑦~⑧中任何1项可确诊。

四、活动性与转归

（一）进展期

新发现的活动性病变；病变较前增多、恶化；新出现空洞或空洞增大；痰菌阳转。凡具备上述一项者，即属进展期。

（二）好转期

病变较前吸收好转；空洞缩小或闭合；痰菌减少或阴转。凡具备上述一项者，即属好转期。

（三）稳定期

病变无活动性，空洞闭合，痰菌连续阴性（每月至少查痰一次），均达6个月以上。若空洞仍然存在，则痰菌需连续阴性一年以上。

五、护理

（一）护理目标

患者疲乏感减轻，营养得到改善，对结核防病知识有了更多的了解，没有出现窒息。

（二）护理措施

1. 适当休息和活动，增加机体耐力

（1）与患者一起讨论预防和减轻疲劳的方法，如指导患者使用全身放松术，解除精神负担和心理压力；协助患者日常活动，减少机体消耗和减轻疲乏感。

（2）了解患者的活动能力、方式和活动量，制订合理的休息与活动计划。①急性期应取半坐卧位卧床休息，使膈肌下降，胸腔容量扩大，肺活量增加，以改善呼吸困难，还可减轻体力和氧的消耗，避免活动后加重呼吸困难和疲劳感；肺结核进展期或咯血时，以卧床休息为主，适当离床活动；大咯血应绝对卧床休息，保证患侧卧位，以免病灶扩散。②稳定期可适当增加户外活动，如散步、打太极拳、做保健操等，加强体质锻炼，提高机体耐力和抗病能力。呼吸功能的锻炼可减少肺功能受损。③轻症患者在化疗的同时，可进行正常工作，但应避免劳累和重体力劳动。

2. 加强营养，补充机体需要

（1）制订较全面的饮食营养摄入计划。补充蛋白质、维生素等营养物质，如鱼、肉、蛋、牛奶、豆制品等动植物蛋白，成人每日蛋白质总量为90~120 g，以增加机体的抗病能力及修复能力；每天摄入一定量的新鲜蔬菜和水果，满足机体对维生素C、维生素B_1等的需要；注意食物合理搭配，色、香、味俱全，以增加食欲及促进消化液的分泌，保证摄入足够的营养。

（2）患者如无心、肾功能障碍，应补充足够的水分。由于机体代谢增加，盗汗使体内水分的消耗量增加，应鼓励患者多饮水，每日不少于1 500~2 000 mL，既保证机体代谢的需要，又有利于体内毒素的排泄。

（3）每周测体重1次并记录，观察患者营养状况的改善情况。

3. 用药护理

（1）掌握早期、联用、适量、规律和全程的抗结核化疗的原则，督促患者按化疗方案用药，不遗漏或中断。加强访视宣传，取得患者合作，才能保证治疗计划的顺利完成。

（2）用药剂量要适当。药量不足，组织内药物达不到有效浓度，影响疗效，还易使细菌产生继发性耐药；滥用药物或药量过大，非但造成浪费，且使毒副作用增加。

（3）向患者说明用药过程中可能出现的不良反应，并注意观察有无巩膜黄染、肝区疼痛及胃肠道反应等，发现异常随时报告医生并协助处理。

（4）咯血患者遵医嘱使用止血药物。垂体后叶素 10 U 加入 20～30 mL 生理盐水或 50% 葡萄糖中，在 15～20 min 内缓慢静脉推注；然后以 10 U 垂体后叶素加入 5% 葡萄糖液 500 mL 静脉滴注维持治疗，使用过程中须密切观察药物不良反应。

4. 预防大咯血窒息

（1）休息与体位：大量咯血者暂时禁食，需绝对卧床休息，保持病室安静，避免搬动患者。协助患者取患侧卧位，减少患侧活动度，防止病灶向健侧扩散，有利于健侧肺的通气功能。如若有窒息征象立即采取头低脚高体位，轻叩背部，排出血块，必要时做好气管插管或气管切开的准备。

（2）病情观察：密切观察有无窒息的发生，若患者出现胸闷、气憋、唇甲发绀、面色苍白、冷汗淋漓、烦躁不安，常为窒息的先兆，此时应迅速备好吸引器、气管插管等急救物品，以便及时抢救。告诉患者咯血时不能屏气，以免诱发喉头痉挛，血液引流不畅形成血块，导致窒息。

（3）抢救配合：当窒息发生时，立即置患者于头低足高位，轻拍背部以利血块排出。及时清除口、鼻腔内血凝块，或迅速用鼻导管接吸引器插入气管内抽吸，清除呼吸道内的积血。必要时立即行气管插管或气管镜直视下吸取血块。气管血块清除后，患者如自主呼吸未恢复，应行人工呼吸，给予高流量吸氧或遵医嘱应用呼吸中枢兴奋剂，此时仍需密切观察病情变化，监测血气分析和凝血机制，警惕再次窒息的可能。

（4）用药护理：保证静脉输液通畅，正确计算滴速。大咯血使用垂体后叶素时，要控制滴数，禁用于高血压、冠状动脉硬化性心脏病、心力衰竭和孕妇。使用过程中密切观察有无恶心、便意、心悸、面色苍白等。大量咯血不止者，做好准备并配合经纤维支气管镜局部注射凝血酶或行气囊压迫止血。烦躁不安者适当选用镇静剂如地西泮 5～10 mg 肌内注射，禁用吗啡、哌替啶。剧烈咳嗽者，遵医嘱予以小剂量止咳剂。对年老体弱，肺功能不全者要慎用强镇咳药，以免抑制咳嗽反射，使血块不能咯出而发生窒息。

5. 健康指导

（1）指导用药、配合治疗：①根据患者及家属对结核病知识认识程度及接受知识的能力，进行卫生宣教，使之了解结核病是一种慢性呼吸道感染病，抗结核用药时间至少半年，有时长达一年半之久，患者往往难以坚持，而只有坚持合理、全程化疗，才可完全康复。告知患者，不规则服药或过早停药是治疗失败的主要原因。②帮助住院患者尽快适应环境，消除焦虑、紧张心理，充分调动人体内在的自身康复能力，增进机体免疫功能，树立信心，使患者处于接受治疗的最佳心理状态，积极配合治疗。

（2）重视营养：宣传饮食营养与人体健康及疾病痊愈的关系，在坚持药物治疗的同时，辅以营养疗法的意义。使患者了解结核病是一种慢性消耗性疾病，由于体内分解代谢加速和抗结核药物的毒性反应，使胃肠功能障碍、食欲不振，导致营养代谢的失衡和机体抵抗力下降，促使疾病恶化，必须高度重视饮食营养疗法。

（3）户外活动和锻炼：①指导患者进行有利于身心健康和疾病恢复的有益活动，如保健体操、行走、太极拳等，以促进疾病早日康复。②宣传休息、营养、阳光、空气对结核病康复的重要性。有条件的患者可选择在空气新鲜、阳光充足、气候温和、花草茂盛、风景宜人的海滨湖畔疗养。

（4）消毒、隔离：宣传结核病的传播途径及消毒、隔离的重要性，指导患者采取有效的消毒、隔离措施，并能自觉遵照执行。①患者单居一室，实行呼吸道隔离，室内保持良好通风，每日用紫外线照射消毒，或用 1‰ 过氧乙酸 1～2 mL 加入空气清洁剂内作空气喷雾消毒。②注意个人卫生，严禁随地吐痰，痰液须经灭菌处理，如将痰吐在纸上直接焚烧是最简易的灭菌方法，打喷嚏或咳嗽时避免面对他人，并用双层纸巾遮住口鼻，纸巾用后焚烧，以控制感染源；为避免结核菌的传播，外出时应戴口罩。③实行分餐制，同桌共餐时使用公筷；餐具、痰杯煮沸消毒或用消毒液浸泡消毒，以预防结核菌经消化道进入。④不饮未消毒的牛奶，以免肠道结核菌感染。⑤患者使用的被褥、书籍应在烈日下曝晒，时间不少于 6 h。

（5）出院指导：指导出院患者定期随诊，接受肝功能和 X 线胸片检查，以了解病情变化，有利治疗方案的调整，继续巩固治疗至疾病痊愈。

（6）预防接种：做好结核病的预防工作和结核患者的登记管理工作。对未受过结核菌感染的新生儿、儿童及青少年及时接种卡介苗，使人体对结核菌产生获得性免疫力。

（三）护理评价

患者身心得到休息，能够维持日常生活和社交活动，乏力等不适症状减轻；遵循饮食计划，保证营养物质的摄入，维持足够的营养和液体，体重增加；获得有关结核病知识，治疗期间按时服药；呼吸道通畅，无窒息发生。

第四节　支气管哮喘

支气管哮喘（简称哮喘）是由多种细胞（如嗜酸性粒细胞、肥大细胞、T 淋巴细胞、中性粒细胞、气道上皮细胞等）和细胞组分参与的气道慢性炎症性疾病。这种慢性炎症导致气道高反应性和广泛多变的可逆性气流受限，并引起反复发作性的喘息、气急、胸闷或咳嗽等症状，常在夜间和（或）清晨发作和加重，多数患者可自行缓解或治疗后缓解。支气管哮喘如贻误诊治，随病程的延长可产生气道不可逆性狭窄和气道重塑。因此，合理的防治至关重要。

一、病因及发病机制

（一）病因

本病的病因不十分清楚。目前认为哮喘是多基因遗传病，受遗传因素和环境因素双重影响。

1. 遗传因素

哮喘发病具有明显的家族集聚现象，临床家系调查发现，哮喘患者亲属患病率高于群体患病率，且亲缘关系越近患病率越高；病情越严重，其亲属患病率也越高。

2. 环境因素

主要为哮喘的激发因素，如下：

（1）吸入性变应原：如尘螨、花粉、真菌、动物毛屑、二氧化硫、氨气等各种特异和非特异性吸入物。

（2）感染：如细菌、病毒、原虫、寄生虫等。

（3）食物：如鱼、虾、蟹、蛋类、牛奶等。

（4）药物：如普萘洛尔（心得安）、阿司匹林等。

（5）其他：如气候改变、运动、妊娠等。

（二）发病机制

哮喘的发病机制非常复杂（图 3-2），变态反应、气道炎症、气道反应性增高和神经等因素及其相互作用被认为与哮喘的发病关系密切。其中气道炎症是哮喘发病的本质，而气道高反应性是哮喘的重要特征。根据变应原吸入后哮喘发生的时间，可分为速发性哮喘反应（IAR）、迟发性哮喘反应（LAR）和双相型哮喘反应（DAR）。IAR 在吸入变应原的同时立即发生反应，15 ～ 30 min 达高峰，2 h 逐渐恢复正常。LAR 约在吸入变应原 6 h 左右发作，持续时间长，症状重，常呈持续性哮喘表现，为气道慢性炎症反应的结果。

微信扫码
◆ 临床科研
◆ 医学前沿
◆ 临床资讯
◆ 临床笔记

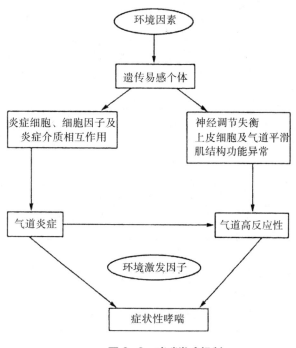

图 3-2　哮喘发病机制

二、临床表现

（一）症状

典型表现为发作性呼气性呼吸困难或发作性胸闷和咳嗽，伴有哮鸣音。严重者呈强迫坐位或端坐呼吸，甚至出现发绀等；干咳或咳大量泡沫样痰。哮喘发作前常有干咳、呼吸紧迫感、连打喷嚏、流泪等先兆表现；有时仅以咳嗽为唯一的症状（咳嗽变异性哮喘）。哮喘症状可在数分钟内发作，经数小时至数天，用支气管舒张药可缓解或自行缓解。在夜间及凌晨发作和加重常是哮喘的特征之一。有些青少年，在运动时出现咳嗽、胸闷和呼吸困难（运动性哮喘）。

（二）体征

发作时胸部呈过度充气征象，双肺可闻及广泛的哮鸣音，呼气音延长。严重者可有辅助呼吸肌收缩加强，心率加快、奇脉、胸腹反常运动和发绀。但在轻度哮喘或非常严重哮喘发作时，哮鸣音可不出现，称之为寂静胸。非发作期可无阳性体征。

三、分期

根据临床表现哮喘分为急性发作期、慢性持续期和缓解期。

（一）急性发作期

急性发作期是指气促、咳嗽、胸闷等症状突然发生，常有呼吸困难，以呼气流量降低为其特征，常因接触刺激物或治疗不当所致。哮喘急性发作时严重程度评估见（表 3-2）。

表 3-2　哮喘急性发作时病情严重程度的分级

病情程度	临床表现	生命体征	血气分析	支气管舒张剂
轻度	对日常生活影响不大，可平卧，说话连续成句，步行、上楼时有气短	脉搏 <100 次 / 分	基本正常	能被控制

病情程度	临床表现	生命体征	血气分析	支气管舒张剂
中度	日常生活受限，稍事活动便有喘息，喜坐位，讲话时断时续，有焦虑和烦躁，哮鸣音响亮而弥漫	脉搏 100～120 次/分	PaO_2 60～80 mmHg $PaCO_2$ < 45 mmHg	仅有部分缓解
重度	喘息持续发作，日常生活受限，休息时亦喘，端坐前弓位，大汗淋漓，常有焦虑和烦躁	脉搏明显增快，有奇脉、发绀	PaO_2 < 60 mmHg $PaCO_2$ > 45 mmHg	无效
危重	患者不能讲话，出现意识障碍，呼吸时，哮鸣音明显减弱或消失，胸腹部矛盾运动	脉搏 >120 次/分或脉律徐缓不规则，血压下降	PaO_2 < 60 mmHg $PaCO_2$ > 45 mmHg	无效

（二）慢性持续期

在哮喘非急性发作期，患者仍有不同程度的哮喘症状或 PEF 降低。根据临床表现和肺功能可将慢性持续期的病情程度分为 4 级，见（表 3-3）。

表 3-3　哮喘慢性持续期病情严重度的分级

分级	临床表现	肺功能改变
间歇发作（第一级）	症状 < 每周 1 次，短暂发作，夜间哮喘症状 < 每月 2 次	FEV_1 ≥ 80% 预计值或 PEF ≥ 80% 个人最佳值，PEF 或 FEV_1 变异率 <20%
轻度持续（第二级）	症状 ≥ 每周 1 次，但 < 每日 1 次，可能影响活动及睡眠，夜间哮喘症状 > 每月 2 次，但 < 每周 1 次	FEV_1 ≥ 80% 预计值或 PEF ≥ 80% 个人最佳值，PEF 或 FEV_1 变异率 20%～30%
中度持续（第三级）	每日有症状，影响活动及睡眠，夜间哮喘症状 ≥ 每周 1 次	FEV_1 60%～79% 预计值或 PEF 60%～79% 个人最佳值，PEF 或 FEV_1 变异率 >30%
重度持续（第四级）	每日有症状，频繁发作，经常出现夜间哮喘症状，体力活动受限	FEV_1 <60% 预计值或 PEF<60% 个人最佳值，PEF 或 FEV_1 变异率 >30%

（三）缓解期

缓解期系指经过或未经过治疗症状、体征消失，肺功能恢复到急性发作前水平，并维持 4 周以上。

四、护理

（一）护理目标

患者呼吸困难缓解，能进行有效呼吸；痰液能排出；能正确使用雾化吸入器；未发生并发症。

（二）护理措施

支气管哮喘目前尚无根治的方法。护理措施和治疗的目的为控制症状，防止病情恶化，尽可能保持肺功能正常，维持正常活动能力（包括运动），避免治疗不良反应，防止不可逆气道阻塞，避免死亡。

1. 一般护理

（1）环境与体位：提供安静、舒适、温湿度适宜的环境，保持室内清洁、空气流通。脱离变应原非常必要，找到引起哮喘发作的变应原或其他非特异刺激因素，并使患者迅速脱离，这是防治哮喘最有效的方法。病室不宜布置花草，避免使用羽绒或蚕丝织物。发作时，协助患者采取舒适的半卧位或坐位，或用过床桌使患者伏桌休息，以减轻体力消耗。

（2）饮食护理：大约 20% 的成年人和 50% 的哮喘患儿可因不适当饮食而诱发或加重哮喘。护理人员应帮助患者找出与哮喘发作的有关食物。哮喘患者的饮食以清淡、易消化、高蛋白，富含维生素 A、维生素 C、钙食物为主，如哮喘发作与进食某些异体蛋白如鱼、虾、蟹、蛋类、牛奶等有关，应忌食；某些食物添加剂如酒石黄、亚硝酸盐（制作糖果、糕点用于漂白、防腐）也可诱发哮喘发作，应当引起注意。慎用或忌用某些引起哮喘的药物，如阿司匹林或阿司匹林的复方制剂。戒酒、戒烟。哮喘发作时，患者呼吸增快、出汗，极易形成痰栓阻塞小支气管，若无心、肾功能不全时，应鼓励患者饮水2 000～3 000 mL/d，必要时，遵医嘱静脉补液，注意输液速度。

（3）保持身体清洁舒适：哮喘患者常会大量出汗，应每日以温水擦浴，勤换衣服和床单，保持皮肤的清洁、干燥和舒适。协助并鼓励患者咳嗽后用温水漱口，保持口腔清洁。

（4）氧疗护理：重症哮喘患者常伴有不同程度的低氧血症存在，应遵医嘱给予吸氧，吸氧流量为每分钟1～3 L，吸氧浓度一般不超过40%。为避免气道干燥和寒冷气流的刺激而导致气道痉挛，吸入的氧气应尽量温暖湿润。

2. 病情观察

观察哮喘发作的前驱症状，如鼻咽痒、喷嚏、流涕、眼痒等黏膜过敏症状；哮喘发作时，观察患者意识状态、呼吸频率、节律、深度及辅助呼吸肌是否参与呼吸运动等，监测呼吸音、哮鸣音变化，监测动脉血气分析和肺功能情况，了解病情和治疗效果。呼吸困难时遵医嘱给予吸氧，注意氧疗效果；哮喘发作严重时，如经治疗病情无缓解，做好机械通气准备工作；加强对急性期患者的监护，尤其在夜间和凌晨易发生哮喘的时间段内，严密观察有无病情变化。

3. 用药护理

（1）β₂肾上腺素受体激动剂（简称β₂受体激动剂）：是控制哮喘急性发作症状的首选药物，短效β₂受体激动剂起效较快，但药效持续时间较短，一般仅维持4～6 h，常用药物有沙丁胺醇、特布他林等。长效β₂受体激动剂作用时间均在10～12 h以上，且有一定抗炎作用，如福莫特罗、沙美特罗及丙卡特罗等，用药方法可采用定量气雾剂（MDI）吸入、干粉吸入、持续雾化吸入等，也可用口服或静脉注射。首选吸入法，因药物直接作用于呼吸道，局部浓度高且作用迅速，所用剂量较小，全身性不良反应少。常用沙丁胺醇或特布他林，每日3～4次，每次1～2喷。干粉吸入方便较易掌握。持续雾化吸入多用于重症和儿童患者，方法简单易于配合。β₂激动剂的缓（控）释型口服制剂，用于防治反复发作性哮喘和夜间哮喘。注射用药，用于严重哮喘，一般每次用量为沙丁胺醇0.5 mg，只在其他疗法无效时使用。指导患者按医嘱用药，不宜长期规律、单一、大量使用，否则会引起气道β₂受体功能下调，药物减效；由于本类药物（特别是短效制剂）无明显抗炎作用，故宜与吸入激素等抗炎药配伍使用。口服沙丁胺醇或特布他林时，观察有无心悸、骨骼肌震颤等不良反应。静脉点滴沙丁胺醇注意滴速2～4 µg/min，并注意有无心悸等不良反应。

（2）糖皮质激素：是当前控制哮喘发作最有效的药物。可分为吸入、口服和静脉用药。吸入治疗是目前推荐长期抗感染治疗哮喘的最常用的方法。常用吸入药物有倍氯米松、氟替卡松、莫米松等，起效慢，通常需规律用药一周以上方能起效。口服药物用于吸入糖皮质激素无效或需要短期加强的患者。有泼尼松、泼尼松龙，起始30～60 mg/d，症状缓解后逐渐减量至≤10 mg/d。然后停用，或改用吸入剂。在重度或严重哮喘发作时，提倡及早静脉给药。吸入治疗药物全身性不良反应少，少数患者可出现口腔念珠菌感染、声音嘶哑或呼吸道不适，指导患者吸药后必须立即用清水充分漱口以减轻局部反应和胃肠吸收。全身用药应注意肥胖、糖尿病、高血压、骨质疏松、消化性溃疡等不良反应，口服用药宜在饭后服用，以减少对胃肠道黏膜的刺激。气雾吸入糖皮质激素可减少其口服量，当用吸入剂替代口服剂时，通常需同时使用两周后逐步减少口服量，指导患者不得自行减量或停药。

（3）茶碱类：是目前治疗哮喘的有效药物，通过抑制磷酸二酯酶，提高平滑肌细胞内的cAMP浓度，拮抗腺苷受体，刺激肾上腺分泌肾上腺素，增强呼吸肌的收缩；同时具有气道纤毛清除功能和抗炎作用。口服氨茶碱一般剂量每日6～10 mg/kg，控（缓）释茶碱制剂，可用于夜间哮喘。静脉给药主要应用于危、重症哮喘，静脉注射首次剂量4～6 mg/kg，注射速度不超过0.25 mg/（kg·min），静脉滴注维持量为0.6～0.8 mg/（kg·h）日注射量一般不超过1.0 g。其主要不良反应为胃肠道、心脏和中枢神经系统的毒性反应。氨茶碱用量过大或静脉注射（滴注）速度过快可引起恶心、呕吐、头痛、失眠、心律失常，严重者引起室性心动过速，抽搐乃至死亡。静脉注射时浓度不宜过高，速度不宜过快. 注射时间宜在10 min以上，以防中毒症状发生，观察用药后疗效和不良反应，最好在用药中监测血药浓度，其安全有效浓度为6～15 µg/mL。发热、妊娠、小儿或老年有心、肝、肾功能障碍及甲状腺功能亢进者慎用。合用西咪替丁（甲氰咪胍）、喹诺酮类、大环内酯类药物等可影响茶碱代谢而使其排泄减慢，应减少用量。

茶碱缓释片或茶碱控释片由于药片有控释材料，不能嚼服，必须整片吞服。

（4）抗胆碱药：胆碱能受体（M 受体）拮抗剂，有舒张支气管及减少痰液的作用。常用异丙托溴铵吸入或雾化吸入，约 10 min 起效，维持 4 ~ 6 h；长效抗胆碱药噻托溴铵作用维持时间可达 24 h。

（5）其他：色苷酸钠是非糖皮质激素抗炎药物。对预防运动或过敏源诱发的哮喘最为有效。色苷酸钠雾化吸入 3.5 ~ 7 mg 或干粉吸入 20 mg，每日 3 ~ 4 次。酮替酚和新一代组胺 H1 受体拮抗剂阿司咪唑、曲尼斯特等对轻症哮喘和季节性哮喘有效，也可与 β_2 受体激动剂联合用药。色苷酸钠及尼多酸钠，少数病例可有咽喉不适、胸闷、偶见皮疹，孕妇慎用。抗胆碱药吸入后，少数患者可有口苦或口干感。白三烯（LT）拮抗剂具有抗炎和舒张支气管平滑肌的作用。白三烯调节剂的主要不良反应是较轻微的胃肠道症状，少数有皮疹、血管性水肿、转氨酶升高，停药后可恢复正常。

4. 吸入器的正确使用

（1）定量雾化吸入器（MDI）：MDI 的使用需要患者协调呼吸动作，正确使用是保证吸入治疗成功的关键。根据患者文化层次、学习能力，提供雾化吸入器的学习资料。

MDI 使用方法：打开盖子，摇匀药液，深呼气至不能再呼时，张口，将 MDI 喷嘴置于口中，双唇包住咬口，以慢而深的方式经口吸气，同时以手指按压喷药，至吸气末屏气 10 s，使较小的雾粒沉降在气道远端，然后缓慢呼气，休息 3 min 后可再重复使用一次。指导患者反复练习，医护人员演示，直至患者完全掌握。

特殊 MDI 的使用：对不易掌握 MDI 吸入方法的儿童或重症患者，可在 MDI 上加储物罐，可以简化操作，增加吸入到下呼吸道和肺部的药物量，减少雾滴在口咽部沉积引起刺激，增加雾化吸入疗效。

（2）干粉吸入器：较常用的有蝶式吸入器、都宝装置和准纳器。

蝶式吸入器：指导患者正确将药物转盘装进吸入器中，打开上盖至垂直部位（刺破胶囊），用口唇含住吸嘴用力深吸气，屏气数秒钟。重复上述动作 3 ~ 5 次，直至药粉吸尽为止。完全拉出滑盘，再推回原位（此时旋转转盘至一个新囊泡备用）。

都宝装置：使用时移去瓶盖，一手垂直握住瓶体，另一手握住底盖，先右转再向左旋转至听到"喀"的一声。吸入前先呼气，然后含住吸嘴，仰头，用力深吸气，屏气 5 ~ 10 s。

准纳器：使用时一手握住外壳，另一手的大拇指放在拇指柄上向外推动至完全打开，推动滑杆直至听到"咔嗒"声，将吸嘴放入口中，经口深吸气，屏气 10 s。

5. 心理护理

研究证明，精神因素在哮喘的发生发展过程中起重要作用，培养良好的情绪和战胜疾病的信心是哮喘治疗和护理的重要内容。哮喘患者的心理表现类型多种多样，可有抑郁、焦虑、恐惧、性格的改变（如悲观、失望、孤独、脆弱、躁动、敌对、易于冲动、神经质、自卑等）、社会工作能力的下降（如自信心及适应能力下降、交际减少等）或自主神经紊乱的表现，如多汗、头晕、眼花、食欲减退、手颤、胸闷、气短、心悸等。针对哮喘患者心理障碍的情况，护理人员应体谅和同情患者的痛苦，尤其对于慢性哮喘治疗效果不佳的患者更应关心，给予心理疏导和教育，向患者解释避免不良情绪的重要性，多用鼓励性语言，减轻患者的心理压力，提高治疗的信心和依从性。

6. 健康指导

（1）疾病知识指导：通过教育使患者能懂得哮喘虽不能彻底治愈，但只要坚持充分地正规治疗，完全可以有效地控制哮喘的发作，即患者可达到没有或仅有轻度症状，能坚持日常工作和学习。

（2）识别和避免触发因素：针对个体情况，指导患者有效控制可诱发哮喘发作的各种因素，如避免摄入引起过敏的食物；室内布局力求简洁，避免使用地毯、种植花草、不养宠物；经常打扫房间，清洗床上用品；避免接触刺激性气体及预防呼吸道感染；避免进食易引起哮喘的食物；避免强烈的精神刺激和剧烈的运动；避免大笑、大哭、大喊等过度换气动作；在缓解期应加强体育锻炼、耐寒锻炼及耐力训练，以增强体质。

（3）自我监测病情：识别哮喘加重的早期情况，学会哮喘发作时进行简单的紧急自我处理方法，学会利用峰流速仪来监测最大呼气峰流速（PEFR），做好哮喘日记，为疾病预防和治疗提供参考资料。峰流速仪是一种可随身携带，能测量 PEFR 的一种小型仪器。使用方法是：取站立位，尽可能深吸一口气，然后用唇齿部分包住口含器后，以最快的速度，用一次最有力的呼气吹动游标滑动，游标最终停止的刻度，就是此次峰流速值。峰流速测定是发现早期哮喘发作最简便易行的方法，在没有出现症状之前，PEFR 下降，提示早期哮喘的发生。临床实验观察证实，每日测量的 PEFR 与标准的 PEFR 进行比较，不仅能早期发现哮喘发作，还能判断哮喘控制的程度和选择治疗措施。如果 PEFR 经常地、有规律地保持在 80% ~ 100%，为安全区，说明哮喘控制理想；如果 PEFR 在 50% ~ 80%，为警告区，说明哮喘加重，需及时调整治疗方案；如果 PEFR<50%，为危险区，说明哮喘严重，需要立即到医院就诊。

（4）用药指导：哮喘患者应了解自己所用的每种药的药名、用法及使用时的注意事项，了解药物的主要不良反应及如何采取相应的措施来避免。指导患者或家属掌握正确的药物吸入技术。一般先用 β_2 受体激动剂，后用糖皮质激素吸入剂。与患者共同制订长期管理、防止复发的计划。坚持定期随访保健，指导正确用药，使药物不良反应减至最少，受体激动剂使用量减至最小，甚至不用也能控制症状。

（5）心理 - 社会指导：保持有规律的生活和乐观情绪，积极参加体育锻炼，最大程度恢复劳动能力，特别向患者说明发病与精神因素和生活压力的关系。动员与患者关系密切的力量，如家人或朋友参与对哮喘患者的管理；为其身心健康提供各方面的支持，并充分利用社会支持系统。

（三）护理评价

患者呼吸平稳，肺部听诊呼吸音正常，哮鸣音消失。动脉血气检测结果维持在正常范围；患者能摄入足够的液体，痰液稀薄，容易咳出；患者能描述使用吸入器的目的、注意事项、正确掌握使用方法。

第四章

胸外科疾病护理

第一节　胸壁手术护理

一、概述

1. 胸壁相关解剖及生理知识

（1）胸壁分为浅层结构和深层结构，浅层结构分为皮肤、浅筋膜、乳房三部分。

①皮肤：胸前、外侧区皮肤较薄，尤以乳头、胸骨前面和两侧部最薄。除胸骨表面部分外，均有较大的活动性。

②浅筋膜（superficial fascia）：胸前、外侧区的浅筋膜与颈、腹部和上肢浅筋膜相延续，内含脂肪、浅血管、淋巴管、皮神经和乳腺。其厚度个体差异较大，胸骨前面较薄，其余部分较厚。

（2）深层结构

①深筋膜（deep fascia）：胸前外侧区的深筋膜分为浅、深两层。

②肌层：胸肌（muscles of thorax）（图4-1）可分为胸上肢肌和胸固有肌。

a. 胸上肢肌：均起自胸廓外面，止于上肢带骨或肱骨，主要有胸大肌（pectoralis major）、胸小肌（pectoralis minor）、前锯肌（serratus anterior）；b. 胸固有肌：参与构成胸廓，在肋间隙内（intercostalesexterni）主要有肋间外肌（intercostales interni）和肋间内肌。

（3）胸壁的血管

①肋间动脉（intercostal arteries）：又叫肋间后动脉，多数分支发自胸主动脉。各肋间静脉与同序数的肋间动脉伴行，位于动脉上方。肋间静脉向后汇入奇静脉、半奇静脉或副半奇静脉。

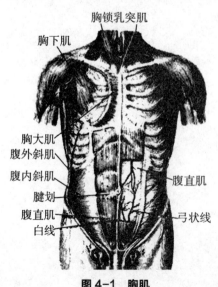

图4-1　胸肌

②胸廓内动脉（interal thoracic artery）：发自锁骨下动脉第一段的下壁，沿胸骨侧缘外侧 1 ~ 2 cm 处下行，至第 6 肋间隙处分为腹壁上动脉和肌膈动脉两终支。分支至心包下部和膈。胸廓内动脉有两条静脉与之伴行，分支亦有同名静脉伴行。

（4）肋间神经和肋下神经：肋间神经（intercostal nerves）共 11 对，位于相应的肋间隙内。肋下神经（subcostal nerve）1 对，位于第 12 肋下方。肋间神经和肋下神经均为胸神经前支，与肋间动、静脉伴行。血管行于肋沟内，神经沿肋下缘前行。

（5）胸部淋巴结和淋巴管

①胸骨旁淋巴结位于胸骨两侧，胸廓内血管周围，以第 1 ~ 2 肋间隙出现率最高，收纳乳房内侧部等处的淋巴，该部的癌肿常转移至此淋巴结。胸骨旁淋巴结的配布范围为胸骨侧缘外侧约 3 cm，第 1 ~ 6 肋间隙范围内。胸骨后面一般无淋巴结。

②肋间淋巴结位于肋间隙内，分为前、中、后组。前、中组有时缺如，后组比较恒定。前组位于肋骨和肋软骨交界处附近，输出管注入胸骨旁淋巴结；中组位于腋前线至肋角范围内，输出管注入腋淋巴结；后组位于肋角内侧，输出管注入胸导管。

2. 胸骨及肋的相关解剖知识

（1）胸骨（stemum）：位于胸前壁正中，前凸后凹，可分柄、体和剑突三部分。胸骨柄（manubrium sterni）上宽下窄，上线中份为颈静脉切迹（jugular notch），两侧有锁切迹与锁骨相连结。胸骨柄外侧线上份接第 1 肋。胸骨柄与胸骨体连接处微向前突，称胸骨角（sternal angle），可在体表扪到，两侧平对第 2 肋，是计数肋的重要标志。胸骨角向后平对第 2 胸椎体下缘。胸骨体（body of sternum）呈长方形，外侧缘接第 2 ~ 7 肋软骨。剑突（xiphoid process）扁而薄，形状变化较大，下端游离。

（2）肋（ribs）：由肋骨与肋软骨组成，共 12 对。第 1 ~ 7 对肋前端与胸骨连接，称真肋。第 8 ~ 10 对肋前端借助软骨与上位肋软骨连接，形成肋弓（costal arch），称假肋。第 11 ~ 12 对肋前端游离于腹壁肌层中，称浮肋。

二、专科手术护理

1. 护理评估

（1）评估患者生命体征、辅助检查阳性结果：如肺功能、呼吸型态等。

（2）评估患儿的生理发育：如出生时情况、身高、体重、行为活动、反应、是否合并其他畸形等。

（3）评估患者对手术创伤、疾病转归的认知程度。

（4）评估患者价值观。

（5）评估特殊器材的准备及备血情况。

2. 常见护理诊断 / 问题

（1）生长发育改变：与疾病 / 遗传有关。

（2）自我形象紊乱：与胸廓畸形有关。

（3）气体交换受损：与疼痛、疾病有关。

（4）有低效型呼吸型态的危险：与手术创伤、疼痛有关。

（5）有猝死的危险：与手术损伤大血管、心脏有关。

3. 护理措施

（1）心理护理及卫生宣教：针对患者的精神状态、认知程度、人生观、价值观耐心做好心理护理及卫生宣教。

（2）备正中劈胸骨开胸器械，以供突发意外损伤时急救。

（3）体位护理：仰卧位，双上肢曲肘上举，自然置于头边，胸部下垫高 3 ~ 5 cm。

（4）备齐特殊手术仪器，如胸腔镜全套。核查矫形钢板及其附近的型号、灭菌有效期。

（5）严密观察病情及生命体征变化，麻醉未清醒前取去枕平卧位，监测血氧饱和度使其在正常范围内。

第二节　胸膜手术护理

一、概述

1. 胸腔、胸膜与胸膜腔的相关解剖

（1）胸腔（thoracic cavity）：由胸廓和膈围成，上界是胸廓上口，与颈根部通连，下界是膈，借以和腹腔分隔。胸腔内容纵隔的所有器官和组织，左、右两侧的胸膜囊和肺。

（2）胸膜（pleura）：分为脏胸膜（visceral pleura）和壁胸膜（parietal pleura）。脏胸膜被覆于肺的表面，与肺紧密结合，并伸入叶间裂内。壁胸膜贴附于胸内筋膜内面、膈上面、纵隔侧面，并突至颈根部。根据壁胸膜配布部位不同，分为肋胸膜、膈胸膜、纵隔胸膜和胸膜顶。胸膜顶上面覆以胸膜上膜，有固定和保护作用。

（3）胸膜腔（pleural cavity）：是脏胸膜与壁胸膜围成的一个封闭的腔隙，左右各一，互不相通。

（4）胸膜隐窝（pleural recess）：壁胸膜与脏胸膜之间大部分互相贴近，故胸膜腔是潜在的腔隙，但在壁胸膜各部相互转折处，肺缘不能伸入其内，这些部位的胸膜腔称为胸膜隐窝（图4-2）。

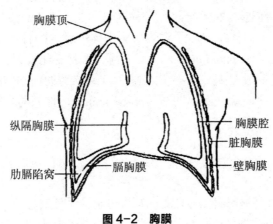

图4-2　胸膜

2. 胸膜的血管、淋巴和神经

（1）血管：壁胸膜的血液供应主要来自肋间后动脉、胸廓内动脉和心包膈动脉的分支，脏胸膜者来自支气管动脉和肺动脉的分支。静脉与同名动脉伴行，最终注入上腔静脉和肺静脉。

（2）淋巴：胸膜的淋巴管位于间皮深面的结缔组织中。脏胸膜的淋巴管与肺的淋巴管吻合，注入支气管肺淋巴结。壁胸膜各部的淋巴管回流不同，分别注入胸骨旁淋巴结、肋间淋巴结、膈淋巴结、纵隔前后淋巴结和腋淋巴结。

（3）神经：脏胸膜由肺丛的内脏感觉神经支配，肺丛位于肺根前、后方。脏胸膜对触摸、温度等刺激不敏感，定位不准确，但对牵拉敏感，故肺手术时可经肺根进行局部麻醉，以阻滞肺丛的传入冲动。壁胸膜由脊神经的躯体感觉神经支配，肋间神经分布至肋胸膜和膈胸膜周围部，膈神经分支分布至膈胸膜中央部、纵隔胸膜和胸膜顶。壁胸膜对机械性刺激敏感，痛阈低，定位准确。胸膜炎时，常可引起壁胸膜牵涉性痛，如出现胸腹部痛或颈肩部痛等。

二、胸腔闭式引流术

1. **手术适应证**

（1）外伤性血、气胸。

（2）自发性气胸，肺压缩大于50%。

（3）大量或持续胸腔积液，需彻底引流，便于诊断和治疗者。

（4）脓胸早期者。

（5）开胸术后引流。

2. 麻醉方式

局部麻醉。

3. 手术体位

取斜坡仰卧位。患侧上肢上举，标记切口。

4. 术前准备

（1）患者准备：患者可采取坐位或半坐位，上肢抬高抱头或置于胸前。

（2）物品准备：闭式引流包、胸管 1 ~ 2 根及胸瓶、10×34 号大三角针、0 号丝线、10 mL 注射器、2% 利多卡因、生理盐水。

5. 专科手术护理

（1）护理评估

①评估患者生命体征、辅助检查阳性结果：如肺功能、呼吸型态、胸膜腔积气、气液平面、胸部大片密度增高阴影等。

②评估患者的血氧饱和度。

③评估患者病史与临床表现。

（2）常见护理诊断 / 问题

①气体交换受损：与疼痛、疾病有关。

②有低效型呼吸型态的危险：与手术创伤、疼痛有关。

③有休克的危险：与手术创伤、疼痛有关。

④有大出血的危险：与手术意外损伤胸壁、肺血管有关。

（3）护理措施

①备肋间开胸器械，以供突发意外损伤时急救。

②体位护理：斜坡位（半坐卧位），患者仰卧，抬高手术床头背板45°，患侧上肢曲肘上举，自然置于头边。

③引流护理：根据患者年龄、病史备胸腔引流管 1 ~ 2 根，水封式胸腔引流瓶 1 ~ 2 套，生理盐水 500 ~ 1 000 mL。胸腔积液或积气时，放置引流管 1 根，积液、积气同时存在时，需放置引流管 2 根。正确连接引流管和引流瓶，引流管与引流瓶连接前，应妥善固定引流管、引流瓶内注水 500 mL，与引流管相连的连接管必须是与浸没于引流瓶内液面下的水封管连接。引流管与引流瓶连接好后立即记录引流瓶液体量（以引流瓶刻度为准）或在引流瓶外液面处做明显标识。引流管不可受压、折曲、阻塞、漏气，维持引流通畅。胸腔引流瓶放置应低于胸腔引流出口 60 cm 以上。搬运患者过程中，必须夹闭引流管。

④严密观察病情及生命体征变化，监测血氧饱和度。

第三节　肺手术护理

一、概述

1. 肺相关解剖知识

（1）肺（lung）：位于胸腔内，膈的上方、纵隔的两侧。肺表面包有胸膜脏层，透过胸膜脏层，可见许多呈多角形的小区，称肺小叶，正常肺呈浅红色，质柔软呈海绵状，富有弹性。两肺外形不同，右肺宽而短，左肺狭而长。肺近似半圆锥形，上端为肺尖，下面为肺底（膈面），内侧面为纵隔面，外侧面为肋面。肺表面为脏胸膜被覆，光滑。幼儿肺的颜色呈淡红色，随年龄增长，空气中的尘埃吸入肺内，逐渐变成灰色至黑紫色。

（2）肺的分叶：左肺由斜裂分为上、下两叶。右肺被水平裂和斜裂分为上、中、下三个叶。

（3）支气管树：在肺门处，左、右主支气管分为次级支气管，进入肺叶，称为肺叶支气管（lobarbronchi）。左肺有上叶和下叶支气管；右肺有上叶、中叶和下叶支气管。肺叶支气管进入肺叶后，继续分出再次级支气管，称肺段支气管（segmental bronchi）。故称主支气管为1级支气管，肺叶支气管为2级支气管，肺段支气管为3级支气管。全部各级支气管在肺内反复分支形成树状，称为支气管树（bronchial tree）。

（4）支气管肺段：每一肺段支气管及其所属的肺组织称支气管肺段（broncho pulmonary segments），简称肺段（pulmonary segment）。支气管肺段呈圆锥形，尖端朝向肺门，底朝向肺的表面，构成肺的形态学和功能学的基本单位。每一肺段都有自己的动脉和支气管，相邻两个肺段共用一条静脉。右肺分为10段，左肺分8～10段。每一段都呈楔形，底在肺表面，尖在肺根。

2. 血管、淋巴管及神经

（1）支气管及肺段的血液供应

①肺动脉（pulmonary artery）是运送血液以进行气体交换的功能性血管，其分支在肺门，先位于支气管前方，再转向后方。

②左、右侧支气管动脉（bronchial artery）为营养血管，通常有1～4支，左侧主要起自胸主动脉和主动脉弓；右侧主要来自3～5肋间后动脉。

（2）肺的淋巴可分为浅、深两组：浅组为分布于肺脏胸膜及其深面的淋巴管丛，由此丛汇合成淋巴管注入支气管肺（门）淋巴结。深组位于各级支气管和血管周围，并形成淋巴管丛，然后汇合成淋巴管，沿肺血管和各级支气管回流至支气管肺（门）淋巴结。两组淋巴管丛在胸膜下和肺门处有吻合。

（3）肺的神经来自肺丛：支配有迷走神经的副交感纤维和第2～4胸段脊髓的交感神经纤维以及感觉神经纤维，它们在肺根的前、后方组成肺前丛和肺后丛。肺丛的分支随血管和支气管进入肺组织。迷走神经的传出纤维（副交感纤维）支配支气管的平滑肌收缩和腺体分泌。交感神经的传出纤维则使支气管平滑肌舒张，腺体分泌减少。迷走神经的传入纤维分布于支气管的黏膜、肺胸膜和肺的结缔组织，形成呼吸反射弧的传入部分。

二、肺叶切除手术

1. 手术适应证

（1）肺良性肿瘤。

（2）肺癌。

（3）肺结核干酪性瘤。

（4）慢性肺脓肿。

（5）支气管扩张。

2. 麻醉方式

全身麻醉（双腔螺纹管）。

3. 手术体位

侧卧位（健侧90°卧位）。

4. 术前准备

（1）患者准备：吸烟者应戒烟2周以上，术前行肺功能检查和血气分析测定。

（2）物品准备：开胸器械包、胸肋小件、肺钳、手术衣、孔巾、双层大单、单极电刀线、长头电勾、胸管1～2根、直线切割器TLC 75、闭合器TX30G、PW胶、吸收性明胶海绵。

5. 手术方法及手术配合（表4-1）

表4-1　肺叶切除手术方法及手术配合

手术方法	手术配合
1. 手术野皮肤消毒	用1%活力碘消毒皮肤了次，消毒范围：前后过腋中线，上至锁骨及上臂1/3处，下过肋缘
2. 手术切口	后外侧切口

手术方法	手术配合
3. 开胸探查	用10×34三角针0号线分别固定吸引器管和高频电刀线在头侧。电刀逐层切开，电凝止血。分离肋骨骨膜，备骨蜡止血；切开胸膜，用2块湿止血垫保护切口，2块治疗巾铺置切口两侧，胸骨撑开器撑开第5、6肋间，充分暴露手术野
4. 探查胸腔肿块位置	用生理盐水给手术者湿手后，探查胸腔。及时更换开胸用手术器械，用肺叶钳牵开肺叶进行胸腔探查
5. 处理病变肺叶处血管	用长解剖剪剪开纵隔胸膜，电凝勾止血，带2-0丝线结扎右上肺动脉及上叶后动脉。用胆囊钳配合长弯血管钳游离肺上叶静脉，血管钳带0号丝线穿过血管，分别在血管的近、远端结扎剪断，用7×17圆针2-0线贯穿缝扎近端，0号丝线结扎远端
6. 分离并切断支气管	用长弯血管钳紧贴支气管后壁，电凝勾分离出上叶＋支气管，用TX30G夹闭和切缝支气管，移除肺叶至弯盘，1%活力碘棉球消毒残端支气管，近端用7×17圆针2-0线间断缝合加固
7. 清扫胸腔各组淋巴结	右侧肺癌清扫的区域包括最高纵隔淋巴结、上气管旁淋巴结、气管前后淋巴结、前纵隔淋巴结、下气管旁淋巴结、升主动脉旁淋巴结、隆突下淋巴结、食管旁淋巴结、肺韧带淋巴结以及局灶的肺门淋巴结、叶间淋巴结、叶淋巴结共12组淋巴结。分别用干纱布保留，按顺序摆放
8. 肺充气试验	用生理盐水500～600 mL倒入胸腔，麻醉师鼓肺配合通气试验，检查是否漏气
9. 关闭胸腔	1%活力碘棉球消毒皮肤，用长弯血管钳插入引流管，用10×34三角针0号丝线固定。清点器械，10×28圆针0号双线间断缝合胸膜，用拉拢器闭合肋骨，连接胸腔引流瓶。10×28圆针0号线间断缝合肌层，再次清点器械，10×28圆针2-0丝线间断缝合皮下组织，消毒皮肤，10×34三角针2-0丝线缝皮，消毒后包扎伤口

三、肺减容术

1. 手术适应证

（1）明确诊断为肺气肿。

（2）呼吸困难进行性加重，内科治疗无效。

（3）肺部 CT 显示病变区呈不均质分布。

2. 麻醉方式

全身麻醉（双腔螺纹管）。

3. 手术体位

侧卧位（健侧 90° 卧位）。

4. 术前准备

（1）患者准备：吸烟者应戒烟 2 周以上，术前行肺功能检查和血气分析测定。

（2）物品准备：开胸包、胸肋小件、孔巾、双层大单、单极电刀线、长头电勾、直线切割器 TLC75、钉仓 TCR 75、胸管 2 根及胸瓶、PW 胶、吸收性明胶海绵、可吸收垫片。

5. 手术方法及手术配合（表 4-2）

表 4-2 肺减容术手术方法及手术配合

手术方法	手术配合
1～2 步同肺叶切除手术	同肺叶切除手术
3. 定位切除组织数量	常规开胸探查，根据术中观察情况，决定拟手术切除肺组织数量
4. 切除肺大疱（20%～30%）	拆开直线切割器 TLC75，将可吸收补片分别套于 TLC 75 刀刃后，减少肺组织漏气，肺叶钳夹住肺大疱，用 TLC75 切除肺大疱。连续切除只需更换钉 TCR 75 和补片
5. 肺充气试验	用生理盐水 500～600 mL 倒入胸腔，麻醉师鼓肺配合通气试验，检查是否漏气
6. 关闭胸腔	止血，肺手术切缘喷洒 PW 胶，上、下胸腔各放置胸管 1 根并固定，常规关胸

四、肺手术护理措施

1. 护理评估

（1）评估患者生命体征、双侧肺功能。

（2）评估患者的血氧饱和度及血氧分压。

（3）评估患者病史与临床表现。

（4）评估中心供氧和中心负压吸引。

（5）评估手术体位用具、胸腔镜物品准备。

（6）评估易受压部位皮肤状况：如眼睛、耳郭、肩峰、肘部、胸部、髋部、膝部、足踝。

（7）预评估手术失血量及备血情况。

2. 常见护理诊断／问题

（1）气体交换受损：与疼痛、单肺通气、肺组织有效换气面积减少有关。

（2）有窒息的危险：与麻醉、手术创伤气管有关。

（3）有大出血的危险：与手术意外损伤胸壁、肺血管有关。

（4）有误吸的危险：与气管受损、周围血管神经功能障碍危险有关。

（5）有低效型呼吸型态的危险：与手术创伤、疼痛有关。

（6）有皮肤完整性受损、臂丛神经受损的危险：与手术体位、手术时间、个体营养状况有关。

（7）有外科感染的潜在危险：与手术创伤、气管开放、手术沾染技术有关。

3. 护理措施

（1）协助麻醉插双腔螺纹气管插管，便于随时选择性单肺通气。

（2）备气管切开包及急救全套器械，保证两条通畅的负压吸引，以便紧急救治窒息、误吸、休克患者。胸腔镜微创手术时常规备开放开胸手术器械，便于发生突发情况时紧急开胸。

（3）建立良好的外周静脉通路 1～2 条，严格管理静脉通路，术中严密观察患者的病情变化、手术进程，结合患者病情变化准确执行医嘱，术中发生大出血时，进行快速输液、输血等抢救工作，维持手术患者组织灌注充分。及时精准记录体液输入量，保持术中循环稳定，避免引起体液过多或体液不足。

（4）体位护理：90°侧卧位，患侧在上。健侧床沿适宜高度放置双层搁手架，托起患者置入 10～15 cm 厚软胸垫，胸垫上缘距腋下 5 cm，患者向健侧侧卧，上腿弯曲，下腿伸直，两腿之间放置长方形软枕，患者手臂放置在搁手架上，头部放置正方软枕和暗喱垫，胸垫两侧加塞直径约 20 cm 的圆柱软枕，固定患者髋部、膝部和上肢，检查头、颈、脊柱，保持在同一水平线上。安置体位过程中注意预防压疮，保持静脉通路、气管导管、尿管的通畅，保护患者隐私。

（5）胸腔闭式引流护理：根据患者年龄、病史备胸腔引流管 1～2 根，水封式胸腔引流瓶 1～2 套，生理盐水 500～1 000 mL。胸腔积液／积气时，放置引流管 1 根，积液、积气同时存在时，需放置引流管 2 根。正确连接引流管和引流瓶，引流管与引流瓶连接前，应固定妥引流管、引流瓶内注水 500 mL，与引流管相连的连接管必须是与浸没于引流瓶内液面下的水封管连接。引流管与引流瓶连接好后立即记录引流瓶液体量（以引流瓶刻度为准）或在引流瓶外液面处做明显标识。引流管不可受压、折曲、阻塞、漏气，维持引流通畅。胸腔引流瓶放置应低于胸腔引流出口 60 cm 以上。搬运患者过程中，必须夹闭引流管。

（6）肺充气试验护理：胸腔注入 37～40℃生理盐水，使肺脏全部淹没水中，吸净气管导管内分泌物，然后加压通气鼓肺，使肺全部复张，检查是否有漏气。

（7）皮肤护理：安置体位时操作轻柔，勿拖、拉、拽，垫枕平整软硬适当，贴压疮贴，衬衬垫等。术后检查患者全身皮肤情况，尤其注意观察负极板粘贴处和受压处皮肤完整性，若出现皮肤压红、水疱等现象，立即进行压疮护理，及时登记和交班。

（8）严密观察病情及生命体征变化，监测血氧饱和度。

（9）预防潜在并发症：督促沾染手术技术规范，遵医嘱适时使用抗生素。

第四节　纵隔手术护理

一、概述

1. 纵隔相关解剖知识

纵隔（mediastinum）不是器官，而是一个解剖的区域（图4-3）。纵隔分区位于胸腔中部，纵向分隔了胸腔。纵隔的前界为胸骨，后界为脊柱胸段，上界是胸廓上口，下界为膈。纵隔通常以胸骨角平面（相当于第4～5胸椎体交界处）为界，将纵隔分为上纵隔和下纵隔。

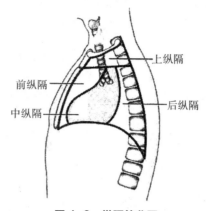

图4-3　纵隔的分区

（1）上纵隔（superior mediastinum）：上界为胸廓上口，下界为通过胸骨角和第4胸椎体下缘的平面。上纵隔其内自前向后有胸腺、左和右头臂静脉、上腔静脉、膈神经、迷走神经、喉返神经、主动脉弓及其3大分支，以及后方的气管、食管、胸导管等。

（2）下纵隔（inferior mediastinum）：上界为上纵隔的下界，下界是膈，两侧为纵隔胸膜。下纵隔分3部分：前纵隔（anterior mediastinum）为胸骨和心包之间的狭窄区域，仅含有少量结缔组织和淋巴结；中纵隔（middle mediastinum）即心包所在的位置，主要含有心包、心及出入心的大血管根部；后纵隔位于（posterior mediastinum）心包与脊柱胸部之间，内含有胸主动脉、奇静脉及其属支、主支气管、食管、胸导管、迷走神经、交感神经和淋巴结等。

2. 胸腺相关解剖及功能

（1）胸腺（thymus）：为机体的重要淋巴器官。其功能与免疫紧密相关，分泌胸腺激素及激素类物质。胸腺位于胸腔前纵隔紧靠心脏，呈灰赤色，扁平椭圆形，分左、右两叶，由淋巴组织构成。胸腺青春期前发育良好，青春期后逐渐退化，被脂肪组织所代替。

（2）主要功能

①产生T淋巴细胞：造血干细胞经血流迁入胸腺后，先在皮质增殖分化成淋巴细胞。其中大部分淋巴细胞死亡，小部分继续发育进入髓质，成为近于成熟的T淋巴细胞。整个淋巴器官的发育和机体免疫力都必须有T淋巴细胞，胸腺为周围淋巴器官正常发育和机体免疫所必须的结构。

②产生和分泌胸腺素和激素类物质：从20世纪40年代开始，已从胸腺中提出十几种有效的体液因子，它们无种属特异性，在某种程度上代替胸腺功能，以微量存在于血中，以环核苷酸作为第二信使，可视为胸腺激素。

3. 淋巴结

（1）纵隔前淋巴结：纵隔前淋巴结位于上纵隔前部和前纵隔内，在头臂静脉、上腔静脉、主动脉弓及其分支、心包前方和动脉韧带周围。收纳胸腺、心包前部、心、纵隔胸膜、膈前部和肝上面的淋巴，其输出管注入支气管纵隔干。其中位于动脉韧带周围者，称动脉韧带淋巴结，左肺上叶的癌肿常转移至此淋巴结。

（2）气管支气管淋巴结：气管支气管淋巴结位于气管杈和主支气管周围，收纳肺、主支气管、气管杈和食管的淋巴，其输出管注入气管旁淋巴结。

（3）气管旁淋巴结：气管旁淋巴结位于气管周围，收纳气管胸部和食管的部分淋巴，其输出管注入支气管纵隔。

（4）纵隔后淋巴结：纵隔后淋巴结位于上纵隔后部和后纵隔内，在心包后方，食管两侧，胸主动脉前方，收纳食管胸部、心包后部、膈后部和肝的部分淋巴，其输出管多注入胸导管。

（5）心包外侧淋巴结和肺韧带淋巴结：心包外侧淋巴结位于心包与纵隔胸膜之间，沿心包膈血管排列。肺韧带淋巴结位于肺韧带两层胸膜间，肺下静脉的下方，收纳肺下叶底部的淋巴，其输出管注入气管支气管淋巴结，肺下叶的癌肿常转移到此结。

二、胸腺切除术

1. 手术适应证

（1）胸腺肿瘤。

（2）胸腺瘤合并重症肌无力患者。

2. 麻醉方式

全麻气管插管。

3. 手术体位

侧卧位，肩背部垫一薄枕，双手展开。

4. 术前准备

（1）患者准备：完善心肺功能检查，控制肺部感染。对合并重症肌无力的患者，应制订出抗胆碱酯酶药物的有效治疗剂量。

（2）物品准备：开胸包、胸肋小件、胸骨锯、手术衣、孔巾、双层大单、单极电刀线、长头电勾、骨蜡、5 号钢丝、钢丝剪、钢丝钳、胸管 2 根、PW 胶、吸收性明胶海绵。

5. 手术方法及手术配合（表 4-3）

表 4-3　胸腺切除术手术方法及手术配合

手术方法	手术配合
1. 手术野皮肤消毒	用 1% 活力碘消毒皮肤 3 次，消毒范围：上至下颌角，下至肋缘，两侧至腋后线
2. 手术切口	胸骨正中切口，于胸骨中线自颈部向下切至剑突以下
3. 开胸探查	用有齿短镊确定切口位置，予术者及助手方垫用于逐层切开止血。电凝分离锁骨内韧带后，用胸骨锯锯开胸骨，电凝和骨蜡控制胸骨创面的出血。用 2 块治疗巾保护手术野皮肤，胸骨撑开器撑开胸腔，准备生理盐水将手术者手部湿润，探查胸腔
4. 暴露胸腺	将胸膜返折向两侧推开后，游离前纵隔腔内的胸腺组织。手术者持长无齿镊和胆囊钳，游离胸腺组织，将电凝头换成长电凝勾
5. 切除胸腺	提起胸腺瘤的下极，连同其周围的脂肪组织由下而上分离、整块切除。用电刀切割止血，带 2-0 丝线结扎，7×17 圆针 3-0 线缝扎止血
6. 胸腔创面止血	仔细检查有无出血，用 PW 胶创面止血。用长无齿镊，准备干止血垫拭干出血创面，喷洒 PW 胶、吸收性明胶海绵填压止血
7. 关胸	胸骨后安置引流管，5 号钢丝缝合胸骨。0 号、2-0 丝线逐层缝合切口

三、电视纵隔镜下纵隔肿瘤活检术

1. 手术适应证

（1）诊断性手术适应证

①纵隔淋巴结活检。

②纵隔内肿物性质的诊断和鉴别诊断。

（2）治疗性手术适应证

①胸腺切除治疗重症肌无力。

②纵隔囊肿切除。

③纵隔积聚物（如血、脓）的引流或清除。

④全肺切除术后支气管胸膜瘘残端修补术。

⑤气管周围孤立肿块或肿大淋巴结的切除等。

2. 麻醉方式

全身麻醉（双腔螺纹管）。

3. 手术体位

仰卧位，去除麻醉屏风架，肩部垫软垫，头部后仰10°～15°，颈部过伸。

4. 术前准备

（1）患者准备：检查心肺功能，评估肿瘤对心脏大血管压迫情况，有无呼吸困难的症状。

（2）物品准备：阑尾器械包、乳突撑开器、孔巾、双层大单、高频电刀、吸收性明胶海绵，4-0可吸收缝线、带吸引器电凝、备开胸包及胸骨锯、骨蜡、带针钢丝。

（3）特殊器械

①纵隔镜器械：活检钳、抓钳和分离钳、特制穿刺针（玻璃特制）、钛夹钳。

②纵隔镜设备系统：纵隔镜、冷光源、摄像系统、监视器、工作站。

5. 手术方法及手术配合（表4-4）

表4-4　纵隔肿瘤活检术手术方法及手术配合

手术方法	手术配合
1. 手术野皮肤消毒	用1%活力碘消毒皮肤3次，消毒范围：上至下颌角，下至肋缘，两侧至腋后线
2. 手术人员术中位置	术者位于手术床头进行操作。助手和器械护士站于患者左侧，纵隔镜监视器及工作站系统置于手术床尾患者右侧
3. 手术切口	11号刀切开胸骨切迹上一横指行3 cm切口，用乳突撑开器牵开两侧皮缘
4. 置入纵隔镜	将电切功率调至20～25 W，切开气管前筋膜，术者用食指钝性分离气管前间隙，置入纵隔镜
5. 暴露纵隔肿瘤，取活检	将玻璃穿刺针递于术者，穿刺排除血管，用活检钳取淋巴组织，送冰冻病理切片
6. 创面止血	用湿纱布及时清洁镜头，分离钳夹取1/6或1/8大小干显影纱布手术创面压迫止血，填塞吸收性明胶海绵止血
7. 关闭切口	逐层缝合切口，4-0可吸收缝线作颈部皮内缝合

四、专科手术护理

1. 常规护理：手术室围手术期护理。

2. 纵隔镜微创手术：备正中劈胸骨开胸器械，以供突发意外损伤时急救。

3. 专科手术护理：肺手术专科手术护理。

第五章
小儿呼吸系统疾病护理

第一节 小儿呼吸系统护理基础

小儿呼吸系统通常以环状软骨下端为界划分为上、下呼吸道。上呼吸道包括鼻、鼻窦、咽、咽鼓管、会厌及喉；下呼吸道包括气管、支气管、毛细支气管、呼吸性毛细支气管、肺泡管及肺泡。其解剖、生理及免疫学特点与呼吸系统疾病的发生密切相关。

一、解剖特点

（一）上呼吸道

婴幼儿后鼻道狭窄，缺少鼻毛，鼻黏膜柔嫩，血管组织丰富。感染后易发生充血肿胀，使鼻道更加狭窄而出现鼻塞。年长儿常可累及鼻窦，以上颌窦及筛窦感染多见。小儿鼻泪管短，开口接近于内眦部，瓣膜发育不全，咽鼓管较宽、直、短，呈水平位，故鼻咽部炎症易侵入眼结膜和中耳。鼻咽部淋巴组织丰富，包括咽扁桃体及腭扁桃体，以腭扁桃体为最大。咽扁桃体在 6 个月前发育，以后逐渐萎缩。腭扁桃体至 1 岁末逐渐增大，4 ~ 10 岁发育达最高峰，14 ~ 15 岁时又逐渐退化，故扁桃体炎常见于学龄儿童，婴儿则少见。小儿的喉腔呈漏斗状，软骨柔软，黏膜柔嫩而富有血管及淋巴组织，轻微的炎症即可引起喉头狭窄，出现呼吸困难。

（二）下呼吸道

气管呈树枝状分布，右侧支气管短粗，左侧支气管从气管的侧方分出，故支气管异物多见于右侧。婴幼儿的气管和支气管腔较成人狭窄，软骨柔软，黏膜血管丰富，黏液腺分泌不足，黏膜纤毛运动差，不能很好地将微生物和黏液清除，故易引起感染，感染后又可因黏膜肿胀和分泌物阻塞而发生呼吸道狭窄及阻塞。

小儿肺弹力组织发育较差，血管丰富，毛细血管和淋巴组织间隙较成人宽，间质发育旺盛，肺泡数量较少，故整个肺脏含血量相对较多而含气量较少，故感染时易致黏液阻塞，引起间质性炎症，并易引起肺不张、肺气肿及肺的后下方坠积性瘀血等。肺泡表面活性物质是一种磷脂蛋白复合物，位于肺泡及呼吸道内壁，具有调整肺泡表面张力大小与稳定肺泡内压力的作用，在呼气期（肺泡缩小）能防止肺泡萎陷，在吸气期（肺泡扩张）能防止肺泡过度膨胀。小儿患病毒性肺炎时，可使肺泡表面活性物质减少，易出现肺不张。

（三）纵隔与胸廓

小儿纵隔相对较大，周围组织松软，故在胸腔积液或气胸时易致纵隔移位。婴幼儿胸廓较短，肋骨呈水平仿，膈肌位置较高，胸腔小而肺脏相对较大，故在吸气时肺的扩张受到限制，不能充分进行气体交换，易因缺氧及二氧化碳潴留而出现青紫。

二、生理特点

（一）呼吸频率与节律

小儿肺脏容量按体表面积计算约为成人的 1/6，而新陈代谢旺盛，需氧量接近成人，为满足机体代谢的需要，只能以增加呼吸频率来进行代偿；加之受小儿胸廓解剖特点的限制，故年龄越小，呼吸频率越快。同时情绪波动、哭闹、活动、发热、贫血、呼吸系统和循环系统疾病等均可导致呼吸增快。婴幼儿由于呼吸中枢发育尚未完善，呼吸调节功能差，容易出现呼吸节律不整，可有间歇、暂停等现象，以早产儿或新生儿更为明显。

（二）呼吸类型

婴幼儿呼吸肌发育不全，呼吸时肺主要向膈肌方向移动，呈腹式呼吸。此后随小儿站立行走，膈肌与腹腔器官下移，呼吸肌也随年龄增长而渐发达，开始出现胸腹式呼吸，7 岁以后以此种呼吸为主。

（三）呼吸功能的特点

1. 肺活量

指一次深吸气后的最大呼气量。它受到呼吸肌强弱、肺组织和胸廓弹性以及气道通畅程度的影响，同时也和年龄、性别、身材等因素有关。在安静时，年长儿仅用肺活量的 12.5% 来呼吸，而婴儿则需用 30% 左右。

2. 潮气量

指安静呼吸时每次吸入或呼出的气量。年龄越小，潮气量越少；小儿肺容量小，安静呼吸时其潮气量仅为成人的 1/2。

3. 每分通气量

指潮气量与呼吸频率的乘积。正常婴幼儿由于呼吸频率较快，虽然潮气量小，每分通气量如按体表面积计算与成人相接近。

4. 气体弥散量

小儿肺脏小，气体弥散量也小，但以单位肺容积计算则与成人近似。

5. 气道阻力

气道阻力的大小取决于管腔大小与气体流速等。小儿由于气管管径细小，气道阻力大于成人；婴幼儿肺炎时，气道管腔黏膜肿胀、分泌物增加、支气管痉挛等易使管腔更为狭窄，气道阻力增大。

总之，小儿各项呼吸功能还不完善，呼吸的储备能力均较低，较易发生气喘和呼吸衰竭。

三、呼吸道免疫特点

呼吸道的防御机制始于鼻。鼻毛能阻挡外来的较大异物。鼻黏膜富有血管，产生的湿化作用也可使吸水性颗粒增大，以利吞噬细胞吞噬，而婴儿不仅缺乏鼻毛，鼻道黏膜下层血管又较丰富，易充血肿胀而阻塞鼻道。气管黏膜上皮细胞均有纤毛突起，纤毛一致不断地向后摆动，将粘有病原体等异物的黏液痰排出呼吸道，而婴幼儿此种防御机制发育不够成熟。婴幼儿时期肺泡巨噬细胞功能不足，辅助性 T 细胞功能暂时低下，使分泌型 IgA、IgG 含量低微，故易患呼吸道感染。因此小儿呼吸道的非特异性及特异性免疫功能均较差。

四、常用检查方法

（一）体格检查

1. 望诊

（1）呼吸频率改变：呼吸频率增快是呼吸困难的第一征象，年龄越小表现越明显；呼吸频率减慢和节律不规则是呼吸系统出现的危险征象。

（2）发绀：肢端发绀为末梢性发绀；舌、黏膜的发绀为中心性发绀。中心性发绀比末梢性发绀出现晚，但更有临床意义。

（3）吸气时胸廓凹陷：婴幼儿上呼吸道梗阻或严重肺实变时，胸骨上、下，锁骨上窝及肋间隙软组织凹陷，称三凹征。

2. 肺部听诊

（1）哮鸣音：常于呼气相明显，提示细小支气管梗阻。

（2）喘鸣音：吸气性喘鸣是指吸气时出现喘鸣音同时伴吸气延长，是上呼吸道梗阻的表现；呼气性喘鸣是指呼气时出现喘鸣音同时伴呼气延长，是下呼吸道梗阻的表现，

（3）湿啰音：不固定的中、粗湿啰音常来自小支气管的分泌物；吸气相，特别在深吸气末听到固定不变的细湿啰音，提示肺泡内存有分泌物，常见于肺炎。

（二）血气分析

由于婴儿对肺活量、每分通气量等常规检查不合作，故目前多采用测定血液气体分析来检测婴幼儿的呼吸功能。小儿血液气体分析正常值见（表5-1）。

表 5-1　小儿动脉血液气体分析正常值

项目	新生儿	2 岁以下	2 岁以上
pH	7.35 ～ 7.45	7.35 ～ 7.45	7.35 ～ 7.45
PaO_2（kPa）	8 ～ 12	10.6 ～ 13.3	10.6 ～ 13.3
$PaCO_2$（kPa）	4.00 ～ 4.67	4.00 ～ 4.67	4.67 ～ 6.00
SaO_2（%）	90 ～ 97	95 ～ 97	96 ～ 98
HCO_3^-（mmol）	20 ～ 22	20 ～ 22	22 ～ 24
BE（mmol）	-6 ～ +2	-6 ～ +2	-4 ～ +2

第二节　上呼吸道感染

上呼吸道感染（upper respiratory infection）简称上感，主要指上部呼吸道的鼻、鼻咽和咽部的黏膜炎症，是儿科最常见的疾病，在气候骤变时尤易发生。约 90% 由病毒引起，支原体和细菌较少见，细菌感染往往继发于病毒感染之后。过敏性鼻炎和多种小儿急性传染病早期也有上感症状，必须予以区别，避免误诊。

一、临床特点

（一）症状

1. 鼻咽部症状

可出现流清鼻涕、鼻塞、喷嚏，也可有流泪、咽部不适、干咳或不同程度的发热。

2. 婴幼儿

可骤然起病，高热、咳嗽或呕吐、腹泻，甚至发生热性惊厥。

3. 年长儿

症状较轻，有低热、咽痛、咽不适等咽部症状或有头痛、腹痛及全身乏力等表现。

（二）体征

可见咽部充血，有时还可见疱疹，或扁桃体肿大伴渗出，颌下淋巴结肿大、触痛。肠道病毒引起的可伴有不同形态皮疹，肺部体征阴性。

（三）两种特殊类型的上感

1. 疱疹性咽峡炎

由柯萨奇 A、B 组病毒引起，好发于夏秋季。急起高热、咽痛、咽充血、咽腭弓、悬雍垂、软腭等处有疱疹，周围有红晕，疱疹破溃后形成小溃疡。病程 1 周左右。

2. 咽 - 结合膜热

病原体为腺病毒，常发生于夏季，常在泳池中传播。表现为高热、咽痛、眼刺痛、一侧或双侧眼结膜炎（无

分泌物）及颈部或耳后淋巴结肿大。病程 1 ~ 2 周。

（四）血常规检查

病毒感染时血白细胞计数正常或偏低，淋巴细胞升高。细菌感染时白细胞计数增高，中性粒细胞增多，有核左移现象。

二、护理评估

（一）健康史

询问发病情况，既往有无反复上呼吸道感染现象；了解患儿生长发育情况以及发病前有无流感、麻疹、百日咳等接触史。

（二）症状、体征

检查患儿有无鼻塞、流涕、喷嚏、咽痛、发热、咳嗽等症状。

（三）社会、心理

评估患儿及家长的心理状态，对疾病的了解程度，家庭环境及经济情况。

（四）辅助检查

了解血常规检查结果。

三、常见护理问题

（一）舒适的改变

与咽痛、鼻塞等有关。

（二）体温过高

与上呼吸道炎症有关。

（三）潜在并发症

惊厥。

四、护理措施

（一）提高患儿的舒适度

1. 各种治疗护理操作尽量集中完成，保证患儿有足够的休息时间。

2. 及时清除鼻腔及咽喉部分泌物，保证呼吸道通畅，如鼻咽分泌物过多，可取侧卧位。

3. 保持室内空气清新，每日定时通风但避免对流，提高病室湿度，以减轻呼吸道症状。

4. 鼻塞的护理：鼻塞严重时用 0.5% 麻黄碱液滴鼻，每日 2 ~ 3 次，每次 1 ~ 2 滴，对因鼻塞而妨碍吸吮的婴儿，可在哺乳前 15 min 滴鼻以保证吸吮。不宜长期使用，鼻塞缓解即应停用。

5. 咽部护理：注意观察咽部充血、水肿、化脓情况，及时发现病情变化。咽部不适时可给予润喉含片，声音嘶哑可用雾化吸入治疗。

（二）高热的护理

1. 密切监测体温变化，体温 38.5℃以上时应采用正确、合理的降温措施，按医嘱口服退热剂。

2. 保证患儿摄入充足的水分。

（三）观察病情

1. 注意全身症状如精神、食欲等，如小儿精神萎靡、多睡或烦躁不安、面色苍白，提示病情加重，应警惕。

2. 观察体温变化，警惕高热抽搐的发生。

3. 经常检查口腔黏膜及皮肤有无皮疹出现，注意咳嗽的性质及神经系统症状，甄别麻疹、猩红热、百日咳、流行性脑脊髓膜炎等急性传染病。

（四）饮食护理

鼓励患儿多饮水，给予易消化、多维生素的清淡饮食，少量多餐，必要时静脉补给，保证充足的营养和水分。

（五）健康教育

1. 向家长讲解小儿易患上呼吸道感染的原因和诱因。

2. 向家长讲解小儿上呼吸道感染常会引发其他的疾病，因此应早期诊治，避免贻误病情。

3. 发热时给易消化的流质或软食，经常变换食物种类以增进食欲，婴儿可适当减少奶量，以免吐泻或消化不良。

4. 告知家长疾病从出现到好转有一个过程，高热也同样，不能太焦急。同时做到及时更换汗湿衣裤，避免对流风。

5. 休息和多饮水是对患儿最好的帮助，多喂温开水，保持口腔及皮肤清洁。

6. 告知家长体温测量的方法及一些发热时的表现，以帮助发现病情变化。

7. 教育患儿咳嗽、打喷嚏时用手帕或纸捂住，不要随地吐痰，以减少病原体感染他人的机会。

五、出院指导

1. 指导家长掌握上呼吸道感染的预防知识，懂得相应的应对技巧，防止交叉感染；气候骤变时适当保护鼻部，以逐渐适应气温的变化；穿衣要适当，避免过热或过冷。

2. 创造良好的生活环境，养成良好的卫生习惯，如住处拥挤、阳光不足、通风不良、家长吸烟等会使呼吸道局部防御能力降低，应避免。经常给小儿洗手漱口，防止"病从口入"。

3. 在集体儿童机构中，应早期隔离患儿，接触患儿后要洗手，如有流行趋势，可用食醋熏蒸法消毒居室，加强房间通风。

4. 反复发生上呼吸道感染的患儿要注意锻炼身体，合理安排户外活动，避免去人多拥挤的场所，对免疫功能低下的小儿可服用免疫增强制剂。

5. 提倡母乳喂养，婴儿饮食以奶制品为主，合理添加辅食。鼓励多饮水，少喝饮料。

第三节　急性感染性喉炎

急性感染性喉炎（acute infectious laryngitis）是由病毒或细菌等引起的喉部黏膜的急性炎症，多见于5岁以下的儿童，冬、春季发病较多。由于小儿喉腔狭小、黏膜下血管淋巴组织丰富，声门下组织疏松等解剖特点，患儿易出现犬吠样咳嗽、声音嘶哑、吸气性喉鸣伴呼吸困难，严重时出现喉梗阻症状，若处理不及时，可危及生命。

一、临床特点

（一）症状

1. 发热

患儿可有不同程度的发热，严重时体温可高达40℃以上并伴有中毒症状。

2. 咳嗽

轻者为刺激性咳嗽，伴有声音嘶哑，较重的有犬吠样咳嗽。

3. 喉梗阻症状

呈吸气性喉鸣、三凹症，重者迅速出现烦躁不安、吸气性呼吸困难、青紫、心率加快等缺氧症状。临床将喉梗阻分为4度。

（1）Ⅰ度喉梗阻：安静时如常人，但活动（或受刺激）后可出现喉鸣及吸气性呼吸困难。胸部听诊呼吸音清晰，心率无改变。

（2）Ⅱ度喉梗阻：即使在安静状态下也有喉鸣和吸气性呼吸困难。听诊可闻喉鸣传导或气管呼吸音，呼吸音强度大致正常。心率稍快，一般状况尚好。

（3）Ⅲ度喉梗阻：吸气性呼吸困难严重，除上述表现外，还因缺氧严重而出现明显发绀，患儿常极度不安、躁动、恐惧、大汗，胸廓塌陷，呼吸音明显减低。心率增快，常大于140次/分，心音低钝。

（4）Ⅳ度喉梗阻：由于呼吸衰竭以及逐渐体力耗竭，患儿极度衰竭，呈昏睡状或进入昏迷，三凹征反而不明显，呼吸微弱，呼吸音几乎消失，胸廓塌陷明显，心率或慢或快，心律不齐，心音微弱，面色由发绀变成苍白或灰白。

（二）体征

咽部充血，肺部无湿性啰音。直达喉镜检查可见黏膜充血肿胀，声门下黏膜呈梭状肿胀，黏膜表面有时附有黏稠性分泌物。

二、护理评估

（一）健康史

询问发病情况，病前有无上呼吸道感染现象。

（二）症状、体征

检查患儿有无发热、声音嘶哑、咳嗽、气促、三凹征。

（三）社会、心理

评估患儿及家长的心理状态，对疾病的了解程度，家庭环境及经济情况，了解患儿有无住院的经历。

（四）辅助检查

了解病原学及血常规检查结果。

三、常见护理问题

（一）低效性呼吸形态

与喉头水肿有关。

（二）舒适的改变

与咳嗽、呼吸困难有关。

（三）有窒息的危险

与喉梗阻有关。

（四）体温过高

与感染有关。

四、护理措施

（一）改善呼吸功能，保持呼吸道通畅。

1. 保持室内空气清新，每日定时通风 2 次，保持室内湿度在 60% 左右，以缓解喉肌痉挛，湿化气道。

2. 适当抬高患儿颈肩部，怀抱小儿使头部稍后仰以保持气道通畅，体位舒适。

3. Ⅱ度以上喉梗阻患儿应给予吸氧。

4. 吸入用布地奈德混悬液 + 肾上腺素用生理盐水稀释后雾化吸入，每日 3 ~ 4 次。以消除喉水肿，恢复气道通畅。

5. 指导较大患儿进行有效的咳嗽，当患儿剧烈咳嗽时，可嘱患儿深呼吸以抑制咳嗽。

（二）密切观察病情变化

根据患儿三凹征、喉鸣、青紫及烦躁的表现来判断缺氧的程度，及时发现喉梗阻，积极处理，避免窒息。如有喉梗阻先兆，立即通知医生，备好抢救物品，积极配合抢救。

（三）发热护理

监测体温变化，发热时给温水擦浴，解热贴敷前额，必要时按医嘱给予药物降温。

（四）提高患儿的舒适度

卧床休息，减少活动，各种护理操作尽量集中进行，避免哭闹。一般情况下不用镇静剂，若患儿过度烦躁不安，可遵医嘱用地西泮、苯巴比妥肌内注射或 10% 水合氯醛灌肠。因氯丙嗪及吗啡有抑制呼吸的作用，不宜应用。

五、健康教育

1. 向患儿家长讲解疾病的有关知识和护理要点，指导家长耐心细致地喂养，进食易消化的流质或半流质，多饮水，不吃有刺激性的食物，避免患儿进食时发生呛咳。
2. 向家长说明雾化吸入的重要性，鼓励患儿配合治疗。
3. 避免哭闹时间过长，吸入有害气体或进食辛辣食物，刺激损伤喉部。

六、出院指导

1. 注意锻炼身体，合理喂养，增强机体抵抗力。
2. 养成良好卫生生活习惯，饭后漱口，多饮水，保持口腔清洁。
3. 一旦发生痉挛性喉炎（出现呼吸紧促如犬吠，喉鸣，吸气困难，胸廓塌陷，唇色青紫）应立即送医院治疗，并保持气道通畅（患儿头向后仰，解开衣领）。

第四节　急性支气管炎

急性支气管炎（acute bronchitis）大多数继发于上呼吸道感染，或为一些急性呼吸道传染病（麻疹、百日咳等）的一种临床表现。气管常同时受累，又称急性气管支气管炎（acute tracheobronchitis）。病原为各种病毒或细菌，或混合感染。特异性体质、免疫功能失调、营养不良、佝偻病、鼻旁窦炎等患儿常易反复发生支气管炎。

一、临床特点

（一）主要症状

咳嗽为主要症状，初为持续干咳，晚上严重，2～3 d后有痰，且可因变换姿势、特别是卧位而引起较剧烈的咳嗽。

（二）一般症状

常有中等度发热，可有呕吐、腹泻等消化道症状。婴幼儿可发生一种特殊类型的支气管炎，称为喘息性支气管炎。

（三）体征

早期可见鼻咽部炎症改变及眼结合膜充血，以后听诊两肺呼吸音粗糙，有时可闻及干性啰音和粗、中湿性啰音，体位改变或咳嗽后啰音减少或消失是该病特征。哮喘性支气管炎患儿可闻及哮鸣音。

（四）胸部 X 线检查

大多正常，或肺门阴影增深，肺纹理增粗。

（五）血常规

由病毒引起的急性支气管炎，周围血白细胞计数多正常或稍减少；由细菌引起或合并细菌感染时，白细胞计数及中性粒细胞比例均有增高。

二、护理评估

（一）健康史

询问发病史，既往有无反复呼吸道感染现象，了解发病前有无原发疾病如麻疹、百日咳等。出生时是否有早产及窒息史，家庭成员是否有呼吸道疾病史，以及患儿的生长发育情况。

（二）症状、体征

评估患儿有无发热、咳嗽、咳痰，听诊肺部呼吸音变化。

（三）社会、心理

了解患儿及其家长有无焦虑和恐惧，患儿既往是否有住院的经历，评估家庭社会经济、文化背景。

（四）辅助检查

了解胸部 X 线、病原学及外周血白细胞等检查结果。

三、常见护理问题

（一）清理呼吸道无效

与痰液黏稠不易咳出导致气道分泌物堆积有关。

（二）舒适的改变

与频繁咳嗽、胸痛有关。

（三）体温过高

与细菌或病毒感染有关。

四、护理措施

（一）休息与保暖

患儿应减少活动，增加休息时间，卧床时头胸部稍抬高，使呼吸通畅。室内空气新鲜，保持适宜的温湿度，避免对流风。

（二）保证充足的水分及营养

鼓励患儿多饮水，给予易消化、营养丰富的饮食，发热期间进食以流质或半流质为宜。

（三）保持口腔

由于患儿发热、咳嗽、痰多且黏稠，咳嗽剧烈时可引起呕吐，故要多喝水以保持口腔清洁，以增加舒适感和增进食欲，促进毒素的排泄。

（四）发热护理

高热时要采取物理降温或药物降温措施，防止发生惊厥。

（五）呼吸道护理

观察呼吸道分泌物的性质及能否有效地咳出痰液。若痰液黏稠可适当提高室内湿度，宜维持在 60% 左右，以湿化空气，稀释分泌物。指导并鼓励患儿有效咳嗽，对于咳嗽无力的患儿，宜经常更换体位，拍背，使呼吸道分泌物易于排出，促进炎症消散；如果分泌物多，影响呼吸时，要及时清除痰液，保持呼吸道通畅。有呼吸困难者可给予氧气吸入。

（六）健康教育

1. 注意休息，避免剧烈活动或哭闹，做好生活护理，保持患儿安静、舒适。

2. 饮食清洁，给予易消化、富含维生素、高蛋白食物，禁食辛辣刺激性食物，避免过饱。小婴儿要求少量多餐，喂奶后轻拍背部。

3. 保持室内空气新鲜，每日定时开窗通风，尽量减少探陪人员。

4. 药物雾化可以稀释痰液，利于痰液排出，雾化过程中勿让患儿入睡。多拍背，使痰液松动。

五、出院指导

1. 适当开展户外活动，进行体格锻炼，增强机体对气候变化的适应能力。

2. 根据气温变化增减衣服，避免受凉或过热。

3. 在呼吸道疾病流行期间，不要让小孩到公共场所，以免交叉感染。

4. 积极预防营养不良、佝偻病、贫血和各种传染病，按时预防接种，增强机体的免疫能力。建立良好的卫生习惯及生活条件。

第五节　喘息样支气管炎

　　喘息样支气管炎（asthmatoid bronchitis）是一临床综合征，泛指一组有喘息表现的婴幼儿急性支气管感染。发病因素与感染及婴幼儿呼吸道解剖特点有关，多种病毒和细菌感染均可引起，以呼吸道合胞病毒、副流感病毒、流感病毒、腺病毒等多见，多数在病毒感染的基础上并发细菌感染。

一、临床特点

　　1. 发病年龄多见于 1～3 岁、有湿疹或其他过敏史的婴幼儿。

　　2. 常继发于上呼吸道感染之后，有低或中度发热。

　　3. 咳嗽频繁，伴有呼气性呼吸困难、喘息，夜间、清晨较重或在哭闹、活动后加重。肺部可闻及哮鸣音及粗湿啰音。

　　4. 近期预后大多良好，到 3～4 岁时复发次数减少渐趋康复。部分病例可发展为支气管哮喘。

二、护理评估

（一）健康史

　　询问发病史，有无变态原接触史，有无患湿疹史；有无呼吸道感染现象，家庭成员有无呼吸道疾病，一、二级亲属中有无过敏性鼻炎、荨麻疹、哮喘等变态反应疾病史。

（二）症状、体征

　　检查患儿有无发热、频繁咳嗽，听诊肺部是否伴有喘鸣音和粗湿啰音。观察呼吸形态，有无呼气延长表现。

（三）社会、心理

　　评估家长对本病的了解及焦虑程度，评估家庭经济及社会支持系统。

（四）辅助检查

　　了解外周血白细胞、病原学及嗜酸性粒细胞、血清 IgE 水平等检查结果。

三、常见护理问题

（一）低效性呼吸形态

　　与气道狭窄、炎症使气道阻力增加有关。

（二）清理呼吸道无效

　　与咳嗽无力、分泌物黏稠有关。

（三）有体液失衡的危险

　　与进食少、出汗多、呼吸快有关。

（四）合作性问题

　　呼吸衰竭。

四、护理措施

（一）消除呼吸窘迫，维持气道通畅

　　1. 用药护理

　　（1）支气管扩张剂（如拟肾上腺素类，茶碱类及抗胆碱药物），可采用吸入疗法、口服、皮下注射或静脉滴注等方式给药。

　　（2）肾上腺皮质激素类，是目前最有效的药物，尽量提倡吸入给药。长期全身使用（口服或静脉）可能产生众多的不良反应，需要严格按医嘱用药。

2. 适当吸氧

有缺氧现象时，应给予氧气吸入，浓度 <40% 为宜。同时密切观察患儿呼吸频率、节律、深浅度的变化及缺氧改善情况和生命体征、神志变化，并密切监测动脉血气分析。

3. 体位

采取使肺部扩张的体位，可取半坐卧位或坐位。另外还可采用体位引流以协助患儿排痰。

4. 呼吸道护理

补充足够水分，喘息严重时避免饮用碳酸饮料。经常翻身拍背，雾化吸入，湿化气道，稀释痰液，必要时吸痰。

（二）保证休息

给患儿提供一个安静、舒适、利于休息的环境。室内空气新鲜。护理操作应尽可能地集中进行。采取措施缓解恐惧心理，促使患儿放松。

（三）提高活动耐力

协助患儿的日常生活，指导患儿活动，尽量避免情绪激动及紧张的活动。

（四）密切监测病情

观察患儿有无呼气性呼吸困难、呼吸加快及哮鸣音，有无大量出汗、疲倦、发绀及呕吐情况，密切观察患儿有无烦躁不安、气喘加剧、心率加快、肝脏短时间内急剧增大等情况。警惕呼吸衰竭及呼吸骤停等并发症的发生。

（五）健康教育

1. 注意休息，避免剧烈活动或哭闹。做好生活护理，保持患儿安静、舒适。小婴儿应多怀抱，平卧时抬高头肩部。

2. 饮食给予易消化、富含维生素、高蛋白的食物，禁食辛辣刺激性食物，避免过饱。小婴儿要求少量多餐，喂奶后轻拍背部。

3. 保持室内空气新鲜，每日定时开窗通风，尽量减少探陪人员。

4. 药物雾化可以稀释痰液，利于痰液排出，雾化过程中勿让患儿入睡。多拍背，使痰液松动。

五、出院指导

1. 加强营养，适当开展户外活动，进行体格锻炼，增强机体对气温变化的适应能力。

2. 根据气温变化增减衣服，避免受凉或过热。在呼吸道疾病流行期间，不要让小孩到公共场所，以免交叉感染。

3. 保持居室环境清洁，少用化纤类被褥、地毯，避免接触变态原和有害气体。

第六节　支气管肺炎

支气管肺炎（bronchopneumonia）又称小叶性肺炎，为小儿最常见的肺炎，以婴幼儿多见。是指各种不同病原体所引起的肺部炎症。常因细菌（肺炎链球菌、流感杆菌、金黄色葡萄球菌及大肠埃希菌）、病毒（呼吸道合胞病毒、腺病毒、流感及副流感病毒）、肺炎支原体、肺炎衣原体、沙眼衣原体等引起。以发热、咳嗽、气促、呼吸困难和肺部固定湿啰音为特点。

一、临床特点

（一）发热

热型不定，多为不规则热，新生儿或重度营养不良儿可不发热，甚至体温不升。

（二）咳嗽

病初为刺激性干咳，以后有痰，新生儿则表现为口吐白沫。

（三）气促

呼吸频率加快，可达 40 ~ 80 次 / 分，使呼吸和心率的比例自 1：4 上升为 1：2 左右，点头呼吸，严重者呼气时有呻吟声，鼻翼翕动，三凹征，口周或指端青紫。

（四）肺部

可闻及较固定的中、小湿啰音，病灶较大者可出现肺实变体征。

（五）重症肺炎

重症肺炎可有循环、消化、神经系统等改变

1. 循环系统

可出现心力衰竭、中毒性心肌炎。

（1）心力衰竭：①突然烦躁不安，面色苍白或发绀加重。②呼吸困难突然加重，频率超过 60 次 / 分。③心率增快，超过 160 次 / 分，心音低钝或奔马律。④肝脏在短时间内增大 1.5 cm 以上。⑤尿少，面部或下肢水肿。

（2）中毒性心肌炎：面色苍白、心动过速、心音低钝、心律不齐，心电图 ST 段下移、T 波低平倒置。

2. 中枢神经系统

表现为烦躁或嗜睡、惊厥、前囟隆起、昏迷及呼吸不规则等。

3. 消化系统

腹泻，腹胀，肠鸣音消失，呕吐及便血。

（六）辅助检查

1. 胸部 X 线检查

早期肺纹理增粗，以后出现斑片状阴影，可融合成片，可伴有肺不张或肺气肿。

2. 病原学检查

病毒感染者痰病毒学检查（呼吸道合胞病毒、腺病毒、流感及副流感病毒）阳性。细菌感染者痰细菌培养阳性。如支原体、衣原体感染，早期痰支原体、沙眼衣原体、肺炎衣原体 DNA 可阳性；病程大于一周血支原体、沙眼衣原体、肺炎衣原体 IgM 阳性。

3. 外周血象

细菌性肺炎者白细胞总数及中性粒细胞增高，血 C– 反应蛋白常 >20 mg/L。病毒性肺炎者白细胞总数低下或正常，血 C– 反应蛋白常 <8 mg/L。

4. 血气分析

重症患儿动脉血氧分压下降、二氧化碳分压上升、氧饱和度下降。

二、护理评估

（一）健康史

询问发病情况，既往有无反复呼吸道感染史以及发病前有无原发疾病，如麻疹、百日咳等，了解患儿生长发育情况。

（二）症状、体征

评估患儿有无气促、端坐呼吸（小婴儿喜欢抱坐）、鼻翼扇动、三凹征、唇周发绀及肺部湿啰音等；有无发热、咳嗽、咳痰、心搏过快以及有无循环、神经、消化系统受累的临床表现。

（三）社会、心理

了解患儿及家长的心理状态，有无焦虑和恐惧，患儿既往是否有住院的经历，对疾病的病因和防护知识的了解程度，家庭环境及家庭经济状况。

（四）辅助检查

了解胸部 X 线、病原学及外周血、血气分析等检查结果。

三、常见护理问题

（一）气体交换功能受损

与炎症使呼吸膜增厚有关。

（二）清理呼吸道无效

与炎症使分泌物增多、黏稠及咳嗽无力有关。

（三）体温过高

与肺部感染有关。

（四）合作性问题

心力衰竭、中毒性脑病、脓胸、脓气胸、中毒性肠麻痹。

四、护理措施

（一）改善呼吸功能

1. 保持室内空气新鲜，温湿度适宜。
2. 保持患儿安静，避免剧烈哭闹，以减少氧的消耗。
3. 体位：半卧位，利于呼吸，平卧时垫高颈肩部。经常变换体位或多怀抱以减轻肺瘀血，防止肺不张。
4. 给氧：根据缺氧程度选择不同方式给氧。
5. 饮食：宜给易消化、富有营养的食物；耐心喂养，防止呛咳；少量多餐，避免过饱而影响呼吸。
6. 按医嘱准确使用抗生素，以消除肺部炎症。

（二）保持呼吸道通畅

1. 及时清除口鼻腔分泌物，翻身、拍背每 2 ~ 4 h 一次。
2. 雾化吸入每日 2 次或每 8 h 一次。
3. 2 岁以下患儿吸痰，最好在雾化后及喂奶前 30 min 进行。
4. 鼓励大孩子有效咳嗽。
5. 保证液体的摄入量，多喂开水，利于痰液排出。

（三）维持正常体温

1. 衣被适宜，高热、四肢厥冷时适当保暖。
2. 每 2 ~ 4 h 监测体温。有高热惊厥先兆症状或有高热惊厥史者，尽快降温。
3. 体温大于 39℃，予物理降温，必要时按医嘱予药物降温。
4. 加强口腔护理，多饮水，保持皮肤清洁，衣被干燥。

（四）密切观察

密切观察病情，及时发现病情变化并积极处理。

1. 若患儿突然烦躁不安，面色苍白或发绀加重，呼吸频率超过 60 次/分，心率增快超过 160 次/分，心音低钝或奔马律，肝脏在短时间内增大 1.5 cm 以上，尿少，面部或下肢水肿等心力衰竭表现时，及时报告医生，给予氧气吸入并减慢输液速度，遵医嘱予镇静、强心、利尿及应用血管活性药物。

2. 若患儿出现烦躁或嗜睡、惊厥、前囟隆起、昏迷等神经系统症状，则可能并发中毒性脑病，立即报告医生，遵医嘱予止痉、脱水、利尿等治疗，并观察药效和不良反应。

3. 患儿腹胀明显，有低钾血症者，及时补钾；如中毒性肠麻痹，予禁食、肛管排气、胃肠减压。

4. 若患儿病情突然加重，出现剧烈咳嗽、烦躁不安、呻吟、呼吸困难、面色发绀、患侧呼吸运动受限、呼吸音减低、叩诊呈浊音，提示并发脓胸或脓气胸，应及时配合进行胸腔穿刺或胸腔闭式引流。

（五）健康教育

1. 向患儿家长讲解疾病的有关知识。
2. 做好生活护理使患儿舒适，以保证足够的休息，避免剧烈哭闹。
3. 小婴儿多怀抱，卧位时垫高颈肩部，经常翻身，用弓状手掌拍背，在脊柱两侧从下向上、从外向内拍击，使痰液松动，利于排出。

4. 药物雾化过程中勿让患儿入睡，深呼吸有助于雾滴深入，效果更好。

5. 吸痰前不要喂奶，以免吸痰时呕吐物吸入。

6. 饮食宜少量多餐，避免过饱，人工喂养者奶头孔大小要适宜，以滴奶成串珠状为度，避免吮奶费力及呛咳。

7. 发热时减少衣服，多喂开水，经常用温水擦身。

五、出院指导

1. 保持居室空气新鲜，经常开窗通风，但不要让风直接对着患儿吹。

2. 不去拥挤的公共场所，避免接触呼吸道感染的患儿。

3. 适当户外活动，注意体格锻炼。

4. 穿衣要适宜，气候变化时要及时增减衣服，以手足温暖无汗为宜。出汗后要及时擦干皮肤，更换内衣以免受凉。

5. 合理喂养，按时添加辅食，多饮水。

6. 按时预防接种。

第六章
小儿消化系统疾病护理

第一节　小儿消化系统基础解剖生理特点

一、口腔

口腔是消化道的起端，具有吸吮、吞咽、咀嚼、消化、味觉、感觉和语言等功能。足月新生儿在出生时已有舌乳头，唇肌、咀嚼肌、两颊脂肪垫发育良好，故生后即具有较好的吸吮能力和吞咽功能；早产儿则较差。新生儿及婴幼儿口腔黏膜薄嫩，血管丰富，唾液腺不发达，口腔黏膜干燥，易受损伤和局部感染；新生儿出生时唾液腺发育不够完善，唾液及唾液中淀粉酶分泌不足，3个月以下不宜喂淀粉类食物。婴儿口底浅，尚不能及时吞咽所分泌的全部唾液，常发生生理性流涎。

二、食管

新生儿食管长 8 ~ 10 cm，1 岁时长 12 cm，5 岁时长 16 cm，学龄儿童长 20 ~ 25 cm，成人长 25 ~ 30 cm。婴儿食管横径为 0.6 ~ 0.8 cm，幼儿为 1 cm，学龄儿童为 1.2 ~ 1.5 cm。食管 pH 通常在 5.0 ~ 6.8。新生儿和婴儿的食管呈漏斗状，黏膜纤弱、腺体缺乏、弹力组织及肌层尚不发达，食管下段括约肌发育不成熟，控制能力差，常发生胃食管反流，绝大多数在 8 ~ 10 个月时消失。

三、胃

婴儿胃呈水平位，贲门括约肌发育不成熟、幽门括约肌发育良好，婴儿吸奶时常同时吸入空气，故易导致溢乳和呕吐。胃平滑肌发育尚未完善，在充满液体食物后易使胃扩张。胃容量在新生儿约为 30 ~ 60 mL，1 ~ 3 个月时 90 ~ 150 mL，1 岁时 250 ~ 300 mL，5 岁时为 700 ~ 850 mL，但哺乳后不久幽门即开放，胃内容物陆续进入十二指肠，故实际胃容量不受上述容量限制。当开始行走时其位置变为垂直。胃内腺体和杯状细胞较少，盐酸和各种酶的分泌均比成人少且酶活性低，消化功能差。胃排空时间随食物种类不同而异，稠厚含凝乳块的乳汁排空慢；水的排空时间为 1.5 ~ 2 h；母乳 2 ~ 3 h；牛乳 3 ~ 4 h；早产儿胃排空更慢，易发生胃潴留。

四、肠

婴儿肠道相对较长，一般为身长的 5 ~ 7 倍，肠壁黏膜血管丰富，分泌面及吸收面较大，有利于消化吸收。早产儿肠乳糖酶活性低、肠壁屏障功能差和肠蠕动协调能力差，因此，易发生乳糖吸收不良、细菌经肠黏膜吸收引起全身性感染和粪便滞留或功能性肠梗阻。小儿肠黏膜肌层发育差，肠系膜柔软而长，结肠无明显结肠带与脂肪垂，升结肠与后壁固定差，易发生肠扭转和肠套叠。肠壁薄故通透性高，屏障功能差，肠内毒素、消化不全产物和过敏源等可经肠黏膜进入人体内，引起全身感染和变态反应性疾病。

五、胰腺

胰腺分泌胰岛素和胰液。胰岛素调节糖代谢，胰液内含各种消化酶，与胆汁及小肠分泌物相互作用，共同参与对蛋白质、脂肪和碳水化合物的消化。出生时胰液分泌量少，3 ~ 4 个月时增多。但胰淀粉酶活性较低，1 岁后才接近成人，故不宜过早（生后 3 个月以前）喂淀粉类食物。新生儿及幼婴胰脂肪酸和胰蛋白酶的活性都较低，故对脂肪和蛋白质的消化和吸收不够完善。婴幼儿时期胰液及其消化酶的分泌易受炎热天气和各种疾病的影响而被抑制，容易发生消化不良。

六、肝

年龄越小，肝相对越大。正常新生儿至 1 周岁，在右锁骨中线上、肋缘下 1 ~ 3 cm 可触及肝，边缘钝，3 岁以内大部分在右肋缘下 1 ~ 2 cm，4 岁以后在肋弓以下不易扪及，仅少数能触及 1 cm 以下的肝缘。儿童肝血管丰富，肝细胞再生能力强，不易发生肝硬化，但易受各种不利因素的影响，如缺氧、感染、药物中毒等均可使肝细胞发生肿胀、脂肪浸润、变性、坏死、纤维增生而肿大，影响其正常功能。婴儿时期胆汁分泌较少，故对脂肪的消化、吸收功能较差。

七、肠道细菌

胎儿消化道内无细菌，出生后细菌很快从口、鼻、肛门侵入肠道，主要分布在结肠和直肠。肠道菌群受食物成分影响，单纯母乳喂养儿以双歧杆菌占绝对优势，人工喂养和混合喂养儿肠内的大肠杆菌、嗜酸杆菌、双歧杆菌及肠球菌所占比例几乎相等。正常肠道菌群对侵入肠道的致病菌有一定的拮抗作用。消化道功能紊乱时，肠道细菌大量繁殖可进入小肠甚至胃而致病。婴幼儿肠道正常菌群脆弱，易受许多内外界因素影响而菌群失调，导致消化功能紊乱。

八、健康小儿粪便

新生儿最初排出的大便为深墨绿色、黏稠、无臭味，称胎粪。胎粪由胎儿肠道脱落的上皮细胞、消化液及吞下的羊水组成，多数生后 12 h 内开始排便，总量为 100 ~ 200 g，2 ~ 3 d 逐渐过渡为黄糊状粪便。如 24 h 内无胎粪排出，应注意检查有无肛门闭锁等消化道畸形。由于小儿大脑皮层功能发育不完善，进食时常引起胃 – 结肠反射，产生便意，所以大便次数多于成人，每日 1 ~ 7 次，大便的颜色和性状存在个体差异。

（一）人乳喂养儿粪便

人乳喂养儿粪便呈黄色或金黄色，多为均匀膏状或带少许黄色粪便颗粒，或较稀薄，绿色、不臭，呈酸性反应（pH 4.7 ~ 5.1）。平均每日排便 2 ~ 4 次，一般在添加辅食后次数即减少。

（二）人工喂养儿粪便

人工喂养的婴儿粪便为淡黄色或灰黄色，较干稠，呈中性或碱性反应（pH 6 ~ 8）。因牛乳含蛋白质较多，粪便有明显的蛋白质分解产物的臭味，有时可混有白色酪蛋白凝块。大便 1 ~ 2 次 / 日，易发生便秘。

（三）混合喂养儿粪便

喂食人乳加牛乳婴儿的粪便与喂牛乳者相似，但较软、黄，添加淀粉类食物可使大便增多，稠度稍减，稍呈暗褐色，臭味加重。添加各类蔬菜、水果等辅食时大便外观与成人粪便相似，初加菜泥时，常有小量绿色便排出。便次每日 1 次左右。

第二节　口　炎

口炎（stomatitis）是指口腔黏膜的炎症，若病变仅局限于舌、齿龈、口角，也可称为舌炎、齿龈炎或口角炎，多由病毒、真菌、细菌引起。全年可发病，多见于婴幼儿。本病可单独发生，也可继发于全身性疾病，如急性感染、腹泻、营养不良、久病体弱和维生素 B、维生素 C 缺乏等。临床特点是口腔黏膜破损合并感染，出现疼痛、流涎及发热。常见的口炎有鹅口疮、疱疹性口炎和溃疡性口炎等。

一、鹅口疮

鹅口疮（thrush, oral candidiasis）又称雪口病，为白色念珠菌感染所致，多见于新生儿、营养不良、腹泻、长期应用广谱抗生素或激素的患儿。新生儿多由产道感染，或因哺乳时奶头不洁及使用污染的奶具而感染。

（一）临床表现

本病特征是在口腔黏膜表面出现白色或灰白色乳凝块样小点或小片状物，可逐渐融合成大片，不易拭去，若强行擦拭剥离后，局部黏膜潮红、粗糙可有溢血。患处不痛、不流涎，不影响吃奶，一般无全身症状。以颊黏膜最常见。其次是舌、齿龈及上腭，重者整个口腔均被白膜覆盖，甚至可蔓延至咽、喉、食管、气管、肺等处，而出现呕吐、吞咽困难、声音嘶哑或呼吸困难。

取少许白膜涂片，加 10% 碳酸氢钠 1 滴，在显微镜下可见真菌的孢子和菌丝。

（二）治疗

1. 保持口腔清洁

可用 2% 碳酸氢钠溶液于哺乳前后清洁口腔。

2. 局部用药

局部涂抹 10 万 ~ 20 万 U/mL 制霉菌素鱼肝油混悬溶液，每日 2 ~ 3 次。

二、疱疹性口炎

疱疹性口炎（herpetic stomatitis）由单纯疱疹病毒 I 型感染所致，多见于 1 ~ 3 岁小儿，无明显季节性，传染性强，可在集体托幼机构引起小流行。

（一）临床表现

起病即发热，体温达 38 ~ 40℃，1 ~ 2 d 后口腔黏膜出现单个或成簇的小疱疹，直径 2 ~ 3 mm，周围有红晕，迅速破溃后形成溃疡，有黄白色膜样渗出物覆盖，多个小溃疡可融合成不规则的大溃疡。多发生于齿龈、唇内、舌、颊黏膜及口周皮肤，有时累及软腭和咽部。由于局部疼痛剧烈，患儿可表现为拒食、流涎、烦躁，伴颌下淋巴结肿大。体温常在 3 ~ 5 d 后恢复正常，病程为 1 ~ 2 周，局部淋巴结肿大可持续 2 ~ 3 周。

本病应与疱疹性咽峡炎鉴别，后者由柯萨奇病毒引起，多发生于夏、秋季，疱疹主要发生在咽部和软腭，有时见于舌，但不累及齿龈和颊黏膜。

（二）治疗

1. 保持口腔清洁

多饮水，可用 3% 过氧化氢溶液清洗口腔，避免刺激性食物。

2. 局部用药

局部可涂碘苷（疱疹净）抑制病毒，也可喷西瓜霜、锡类散等。为预防继发感染可涂 2.5% ~ 5% 金霉素鱼肝油。疼痛严重者可在进食前用 2% 利多卡因涂抹局部。

3. 对症处理

发热者给予物理或药物降温，补充足够的营养和水分；有继发感染时按医嘱使用抗生素治疗。

三、溃疡性口炎

溃疡性口炎（ulcerative stomatitis）主要由链球菌、金黄色葡萄球菌、肺炎链球菌、铜绿假单胞菌或大肠埃希菌等引起，多见于婴幼儿。常发生于感染、长期腹泻等机体抵抗力下降时，口腔不洁更有利于细菌繁殖而致病。

（一）临床表现

口腔各部位均可发生，常见于舌、唇内及颊黏膜处，可蔓延到唇及咽喉部。开始时口腔黏膜充血水肿，随后形成大小不等的糜烂或溃疡，上有纤维素性炎性分泌物形成的假膜，呈灰白色或黄色，边界清楚，易拭去，露出溢血的创面，但不久又被假膜覆盖，涂片染色可见大量细菌。局部疼痛、流涎、拒食、烦躁，常有发热，体温可达 39～40℃，局部淋巴结肿大，全身症状轻者 1 周左右体温恢复正常，溃疡逐渐愈合；严重者可出现脱水和酸中毒。

血常规常有白细胞总数和中性粒细胞增多。

（二）治疗

1. 控制感染

选用有效抗生素。

2. 保持口腔清洁

可用 3% 过氧化氢溶液或 0.1% 依沙丫啶（利凡诺）溶液清洁口腔。

3. 局部处理

溃疡面涂 5% 金霉素鱼肝油、锡类散等。

4. 补充水分和营养

出现此症状时，应补充水分和营养。

四、口炎常见护理诊断

（一）口腔黏膜受损

与口腔感染有关。

（二）体温过高

与口腔炎症有关。

（三）疼痛

与口腔黏膜糜烂、溃疡有关。

（四）营养失调，低于机体需要量

与疼痛引起拒食有关。

（五）知识缺乏

患儿及家长缺乏本病的预防及护理知识。

五、护理措施

（一）口腔护理

根据不同病因选择不同溶液，清洁口腔后涂药，年长儿可用含漱剂。鼓励患儿多饮水，进食后漱口，以保持口腔黏膜湿润和清洁。对流涎者，及时清除分泌物，保持皮肤干燥、清洁，避免引起皮肤湿疹及糜烂。

（二）正确涂药

为确保局部用药达到目的，涂药前应先将纱布或干棉球放在颊黏膜腮腺管口处或舌系带两侧，以隔断唾液，防止药物被冲掉；然后再用干棉球将病变部位表面吸干后再涂药；涂药后嘱患儿闭口 10 min 后取出纱布或棉球，并嘱患儿不可立即漱口、饮水或进食。

（三）发热护理

密切监测体温变化，对发热患儿，可遵医嘱给予物理降温，必要时药物降温。

（四）饮食护理

供给高热量、高蛋白、富含维生素的温凉流质或半流质食物，食物宜甜不宜咸，避免摄入酸辣或坚硬食物。对因口腔黏膜糜烂、溃疡引起疼痛影响进食者，可在进食前局部涂 2% 利多卡因；对不能进食者，可静脉补充或给予肠道外营养，以确保能量与液体的供给。

（五）健康指导

教育孩子养成良好的卫生习惯，纠正吮指、不刷牙等不良习惯；年长儿应教导其进食后漱口，避免用力或粗暴擦伤口腔黏膜。宣传均衡饮食对提高机体抵抗力的重要性，避免偏食、挑食，培养良好的饮食习惯。指导家长食具专用，患儿使用过的食具应煮沸消毒或压力灭菌消毒。

第三节　厌　食

厌食（anorexia）是指较长期的食欲缺乏或消失。常因局部胃肠或全身性疾病影响消化功能，或是中枢神经系统受人体内外环境刺激的影响，对消化功能的调节失去平衡。严重者常造成营养不良和体质虚弱，影响小儿的生长发育。

一、临床特点

1. 患儿无饥饿感，进食少、甚至拒食，特别拒食油腻和甜食，只吃米饭、咸菜、零食和饮料。
2. 家长强迫进食后自觉腹痛，腹胀不适。
3. 外形瘦弱，皮下脂肪变薄、消失，皮肤干燥，脱发，肌肉无力，自感乏力、虚弱、怕冷，不好动。
4. 第二性征发育迟缓。
5. 辅助检查有贫血，肝功能异常，微量元素缺乏等表现。

二、护理评估

（一）健康史
详细询问患儿的饮食史、服药史，家庭生活习惯和社会环境。

（二）症状、体征
评估患儿生长发育情况如身高、体重、皮下脂肪、毛发光泽度等，有无鹅口疮、口腔溃疡等。

（三）社会、心理
了解家长及患儿有无心理及情绪障碍。

（四）辅助检查
了解患儿血红蛋白、红细胞值，有无肝功能异常，疑为微量元素缺乏时可进行血或毛发微量元素测定。

三、常见护理问题

1. 营养失调：低于机体需要量，与食欲差致摄入不足有关。
2. 焦虑：与压力过重，生活环境不良有关。
3. 有感染的危险：与长期厌食、机体抵抗力下降有关。

四、护理措施

1. 提供愉快的进食环境，注意食物的色、香、味、形，促进患儿的食欲，培养良好的饮食习惯。
2. 多与患儿交谈，取得他们信任，了解患儿厌食的症结所在，逐渐疏导、调整患儿情绪，改善行为。
3. 根据小儿好强的心理采用竞赛、夸奖等激励手法促进孩子食欲。
4. 按医嘱正确补充微量元素及开胃、助消化等药物。
5. 密切观察患儿的生命体征、面色、精神状态，警惕低血糖的发生。
6. 对疑有器质性疾病的患儿，协助医生做好各种检查，及早明确诊断。
7. 如已有较严重的营养不良存在，可给予鼻饲或静脉营养。
8. 每周测体重一次，了解体重增长情况。
9. 做好心理护理，热情接待患儿，减轻家长和患儿的顾虑，尽快适应新的环境，避免因环境和生活习惯的改变而加重厌食。
10. 健康教育：①向家长介绍喂养知识，如辅食添加的步骤及原则，断奶的方法和时间，儿童生长发育特点。指导家长进一步了解小儿正常生长发育规律和科学喂养知识，不要强迫进食。②告之家长不良的社会生活环境与厌食的关系，取得家长的配合和共同参与护理。

五、出院指导

1. 饮食指导建立合理的饮食习惯，膳食营养搭配合理，注意调节食物的种类，以促进孩子进食兴趣，减少偏食、挑食习惯。

2. 小婴儿合理添加辅食，不要骤然断奶。

3. 多与孩子沟通，让孩子多参加户外活动和集体游戏，加强锻炼，树立儿童积极乐观的生活态度。

4. 不要滥用药物，应在医生指导下合理用药。

5. 定期门诊随访。

第四节　腹泻病

腹泻病（diarrheal diseases）是一种多病原多因素引起的消化道疾病，以大便次数增多，大便性状改变为特点，是小儿时期的常见病。多见于 <2 岁的婴幼儿。严重腹泻者除有较重的胃肠道症状外，还伴有水、电解质、酸碱平衡紊乱和全身中毒症状。

一、临床特点

（一）一般症状

1. 轻型腹泻：大便次数 5 ~ 10 次 / 日，呈黄色或绿色稀水样，食欲缺乏，伴有轻度的恶心、呕吐、溢乳、腹痛等症状，临床上无明显脱水症状或仅有轻度脱水，体液丢失约 <50 mL/kg。

2. 重型腹泻：大便次数 >10 次 / 日，甚至达数十次。大便水样、量多、少量黏液、腥臭，伴有不规则的发热，并伴呕吐，严重的可吐咖啡样物，体液丢失 >100 ~ 120 mL/kg，有明显的水和电解质紊乱症状。

（二）水和电解质紊乱症状

1. 脱水：根据腹泻的轻重，失水量多少可分为轻、中、重度脱水。由于腹泻时水和电解质两者丧失的比例不同，从而引起体液渗透压的变化，临床上以等渗性脱水最常见。

2. 代谢性酸中毒：中、重度脱水多有不同程度的酸中毒，主要表现精神萎靡、嗜睡、呼吸深快、口唇樱桃红色，严重者可意识不清，呼气有酮味。<6 月龄婴儿呼吸代偿功能差，呼吸节律改变不明显，应加以注意，尤其当 pH 下降 <7.0 时，患儿往往有生命危险。

3. 低钾血症：当血钾 <3.5 mmol/L 时，患儿表现为精神萎靡，四肢无力，腱反射减弱，腹胀，肠鸣音减弱，心音低钝，重者可出现肠麻痹、呼吸肌麻痹、腱反射消失、心脏扩大、心律不齐，而危及生命。

4. 低钙、低镁血症：当脱水酸中毒被纠正时，原有佝偻病的患儿，大多有低钙血症，甚至出现手足搐搦等低钙症状。

（三）几种常见不同病原体所致腹泻的临床特点

1. 轮状病毒肠炎：又称秋季腹泻，多发生于 6 ~ 24 个月婴幼儿。起病急，常伴发热和上呼吸道感染症状；病初即有呕吐，常先于腹泻；大便次数多、量多、水分多，为黄色水样或蛋花汤样，无腥臭味；常并发脱水和酸中毒。本病为自限性疾病，病程约 3 ~ 8 d。

2. 致病性大肠埃希菌肠炎：大便每日 5 ~ 15 次，为稀水样带有黏液，无脓血，但有腥味。可伴发热、恶心、呕吐或腹痛。病程 1 周左右，体弱者病程迁延。

3. 鼠伤寒沙门菌肠炎：近年有上升趋势，可占沙门菌感染中的 40% ~ 80%。全年均有发生，夏季发病率高，绝大多数患儿为小于 2 岁的婴幼儿，新生儿和婴儿尤易感染。临床表现多种多样，轻重不一，胃肠型表现为：呕吐、腹泻、腹痛、腹胀、发热等，大便稀糊状，带有黏液甚至脓血，性状多变，有特殊臭味，易并发脱水、酸中毒。重症可呈菌血症或败血症，可出现局部感染灶，病程常迁延。

4. 空肠弯曲菌肠炎：全年均可发病，以 7 ~ 9 月份多见，可散发或暴发流行，常伴发热，继而腹泻、腹痛、呕吐，大便为水样、黏液或典型菌痢样脓血便。

（四）辅助检查

1. 大便常规：病毒、非侵袭性细菌性及非感染性腹泻大便无或偶见少量白细胞；侵袭性细菌感染性腹泻大便有较多白细胞或脓细胞、红细胞。

2. 大便 pH 和还原糖测定：乳糖酶缺乏大便 pH<5.5，还原糖 >++。

3. 血生化检查：可有电解质紊乱。

二、护理评估

（一）健康史

询问喂养史，有无饮食不当及肠道内、外感染表现，询问患儿腹泻开始时间，大便次数、颜色、性状、量，有无发热、呕吐、腹胀、腹痛、里急后重等不适。

（二）症状、体征

评估患儿生命体征、脱水程度，有无电解质紊乱，检查肛周皮肤有无发红、破损。

（三）社会、心理

评估家长对疾病的了解程度和紧张、恐惧心理。

（四）辅助检查

了解大便常规、大便致病菌培养、血气分析等化验结果。

三、护理问题

（一）体液量不足

与排泄过多及摄入减少有关。

（二）腹泻

与肠道内、外感染，饮食不当导致肠道功能紊乱有关。

（三）有皮肤完整性受损的危险

与大便次数增多刺激臀部皮肤有关。

（四）营养失调：低于机体需要量

与摄入减少及腹泻呕吐丢失营养物质过多有关。

（五）知识缺乏

家长缺乏饮食卫生及腹泻患儿护理知识。

四、护理措施

（一）补充体液，纠正脱水

1. 口服补液：适用于轻度脱水及无呕吐、能口服的患儿。世界卫生组织推荐用口服补液盐溶液（oral rehydration salts，ORS）。①补液量：累积损失量 50 mL/kg（轻度脱水）；继续损失量一般可按估计大便量的 1/2 补给。②补液方法：2 岁以下患儿每 1 ~ 2 min 喂 5 mL，稍大患儿可用杯少量多次喂，也可随意口服，若出现呕吐，停 10 min 后再喂，每 2 ~ 5 min 喂 5 mL。累积损失量于 8 ~ 12 h 内补完。

2. 静脉补液：适用于中度以上脱水和呕吐较重的患儿。迅速建立静脉通道，保证液体按计划输入，对重度脱水伴有周围循环衰竭的患儿必须尽快（30 ~ 60 min）补充血容量，补液时按先盐后糖、先浓后淡、先快后慢、见尿补钾的原则补液，严禁直接静脉推注含钾溶液。密切观察输液速度，准确记录输液量，根据病情调整输液速度，并了解补液后第一次排尿的时间。

（二）合理喂养，调整饮食

腹泻患儿存在消化功能紊乱，应根据病情合理安排饮食，以达到减轻消化道负担的目的。原则上腹泻患儿不主张禁食，母乳喂养者，可继续母乳喂养，暂停辅食；人工喂养者应将牛奶稀释或喂以豆制代乳品或发酵奶、去乳糖奶。已断奶者喂以稠粥、面条加一些熟植物油、蔬菜末、精肉末等，少量多餐。腹泻停止后，继续给予营养丰富的饮食，并每日加餐一次，共 2 周，以赶上其正常生长发育。

（三）严密观察病情

1. 监测体温变化：体温过高者应采取适当的降温措施，做好口腔及皮肤护理。鼓励患儿增加口服液体的摄入，提供患儿喜爱的饮料，尤其是含钾、钠高的饮料。

2. 判断脱水程度：通过观察患儿的神志、精神、皮肤弹性、前囟及眼眶有无凹陷、尿量等临床表现，估计患儿脱水程度。同时观察经过补液后脱水症状是否得到改善。

3. 观察代谢性酸中毒：当患儿呼吸深快、精神萎靡、口唇樱红、血 pH 下降时积极准备碱性液体，配合医生抢救。

4. 观察低钾血症表现：低血钾常发生在输液脱水纠正时，当患儿出现精神萎靡、吃奶乏力、腹胀、肌张力低、呼吸频率不规则等临床表现，及时报告医生，做血生化测定及心电图检查。

5. 注意大便的变化：观察记录大便的次数、颜色、性状，若出现脓血便，伴有里急后重的症状，考虑是否有细菌性痢疾的可能，立即送检大便化验，为输液和治疗方案提供可靠的依据。

（四）注意口腔清洁、加强皮肤护理

1. 口腔黏膜干燥的患儿，每日至少2次口腔护理，以保持口腔黏膜的湿润和清洁。如口腔黏膜有白色分泌物附着考虑为鹅口疮，可涂制霉菌素甘油。

2. 保持床单位清洁、干燥、平整，及时更换衣裤。每次便后及时更换尿布，用温水冲洗臀部并擦干，保持肛周皮肤清洁、干燥，臀部涂呋锌油或宝婴药膏。

3. 严重的尿布疹给予红外线照射臀部，每日2次；或1∶5 000高锰酸钾溶液坐浴，每日2次；也可用5%聚维酮碘（PVP－Ⅰ）溶液外涂，每日1～2次。

（五）做好消毒隔离，防止交叉感染

做好床边隔离，护理患儿前后要彻底洗手，食具、衣物、尿布应专用。对传染性较强的感染患儿用后的尿布要焚烧。

（六）健康教育

1. 评估患儿家长文化程度，对知识的接受能力，选择适当的教育方案，教给家长腹泻的病因及预防方法，讲述调整饮食的目的、方法及步骤，示范配置和服用ORS的方法，示范食具的清洁消毒方法，讲述观察及处理呕吐物和大便的方法。

2. 合理喂养，宣传母乳喂养的优点，如何合理调整饮食，双糖酶缺乏者不宜用蔗糖，并暂时停喂含双糖的乳类。

3. 急性腹泻患儿出院无须带药，迁延性或慢性腹泻患儿可遵医嘱继续服药，如微生态制剂、蒙脱石散、多种维生素、消化酶等，以改善消化功能。告知家长微生态制剂应温水冲服，水温小于37℃，以免杀伤有关的活菌。蒙脱石散最好在空腹时服用（尤其是小婴儿）以免服用该药呕吐误吸入气道，每次至少用30～50 mL温开水冲服有利于药物更好地覆盖肠黏膜。具体剂量：1岁以下，每日1袋；1～2岁，每日1～2袋；2岁以上，每日2～3袋，每日3次口服。

五、出院指导

（一）指导合理喂养

宣传母乳喂养的优点，避免在夏季断奶，按时逐步添加辅食，切忌几种辅食同时添加，防止过食、偏食及饮食结构突然变动。

（二）注意饮食卫生

培养良好的卫生习惯。注意食物新鲜、清洁及食具消毒，避免肠道内感染，教育儿童饭前便后洗手，勤剪指甲。

（三）增强体质

适当户外运动，及早治疗营养不良、佝偻病。

（四）注意气候变化

防止受凉或过热，冬天注意保暖，夏季多喂水。

（五）防止脱水

可选用以下效果较好的口服补液方法：

1. 米汤加盐溶液：米汤 500 mL+ 细盐 1.75 g，或炒米粉 25 g+ 细盐 1.75 g+ 水 500 mL，煮 2 ~ 3 min。此液体为 1/3 张，且不含糖，口感好。用法为 20 ~ 40 mL/kg，4 h 内服完，以后随意口服。

2. 糖盐水：饮用水 500 mL+ 白糖 10 g+ 细盐 1.75 g，煮沸后备用，用法用量同上。

3. 口服补液盐（ORS）：此液体为 2/3 张，用于预防脱水时张力过高，可用白开水稀释降低张力。用法：每次腹泻后，2 岁以下服 50 ~ 100 mL；2 ~ 10 岁服 100 ~ 200 mL；大于 10 岁的能喂多少就给多少，也可按 40 ~ 60 mL/kg 预防脱水，腹泻开始即服用。

第五节　急性胃炎

急性胃炎（acute gastritis）是由不同病因引起的胃黏膜急性炎症。常见病因有进食刺激性、粗糙食物，服用刺激性药物，误服腐蚀剂，细菌、病毒感染以及蛋白质过敏等。

一、临床特点

（一）腹痛

大多为急性起病，腹痛突然发生，位于上腹部，疼痛明显。

（二）消化道不适症状

上腹饱胀、嗳气、恶心、呕吐。

（三）消化道出血

严重者可有消化道出血，呕吐物呈咖啡样，出血多时可呕血及黑便。有的首发表现就是呕血及黑便，如应激性胃炎、阿司匹林引起的胃炎。

（四）其他

有的患儿可伴发热等感染中毒症状。呕吐严重可引起脱水、酸中毒。

（五）胃镜检查

可见胃黏膜水肿、充血、糜烂。

二、护理评估

（一）健康史

了解消化道不适感开始的时间，与进食的关系。有无呕血、黑便。病前饮食、口服用药情况，有否进食刺激性食物、药物或其他可疑异物。

（二）症状、体征

评估腹痛部位、程度、性质，大便的颜色和性状等。

（三）社会、心理

评估家庭功能状态，患儿及父母对疾病的认识、态度以及应对能力。

（四）辅助检查

了解胃镜检查情况。

三、常见护理问题

1. 舒适改变：与胃黏膜受损有关。
2. 焦虑：与呕血有关。
3. 合作性问题：消化道出血、电解质紊乱。

四、护理措施

1. 保证患儿休息。

2. 饮食：暂停原饮食，给予清淡、易消化流质或半流质饮食，少量多餐，必要时可停食 1 ~ 2 餐。停服刺激性药物。

3. 对症护理：呕吐后做好口腔清洁护理。腹痛时给予心理支持，手握患儿，轻轻按摩腹部或听音乐，以分散注意力，减轻疼痛。有脱水者纠正水、电解质失衡。出血严重时按上消化道出血护理。

4. 根据不同病因给予相应的护理：如应激性胃炎所致的休克按休克护理。

5. 病情观察：注意观察腹痛程度、部位，有无呕血、便血，有消化道出血者应严密监测血压、脉搏、呼吸、末梢循环，注意观察出血量，警惕失血性休克的发生。

6. 心理护理：剧烈腹痛和呕血都使患儿和家长紧张，耐心解释症状与疾病的关系，减轻患儿和家长的恐慌，同时给予心理支持。

7. 健康教育：①简要介绍本病发病原因和发病机制。②讲解疾病与饮食的关系，饮食治疗的意义。③饮食指导：介绍流质、半流质饮食的分辨和制作方法；告之保证饮食清洁卫生的意义。

五、出院指导

（一）饮食指导

出院初期给予清淡易消化半流质饮食、软食，少量多餐，逐渐过渡到正常饮食。避免食用浓茶、咖啡、过冷过热等刺激性食物。饮食的配置既要减少对胃黏膜的刺激，又要不失营养。牛奶是一种既有营养，又具有保护胃黏膜的流质，可以每日供给。同时由于孩子正处于生长发育阶段，食物种类要多元化。

（二）注意饮食卫生

保证食物新鲜，存留食物必须经过煮沸才能食用，凉拌食物要注意制作过程的卫生，饭前便后注意洗手。

（三）避免滥用口服药物

药物可刺激胃黏膜，破坏黏膜的保护屏障，不可滥用。某些药物还可引起胃黏膜充血、水肿、糜烂甚至出血，如阿司匹林、吲哚美辛、肾上腺皮质激素、氯化钾、铁剂、抗肿瘤药等。若疾病治疗需要则应饭后服，以减少对胃黏膜的损害。

（四）避免误服

强酸、强碱等腐蚀性物品应放置孩子取不到的地方。

第六节　慢性胃炎

慢性胃炎（chronic gastritis）是由多种致病因素长期作用而引起的胃黏膜炎症性病变。主要与幽门螺杆菌（Helicobacter pylori，HP）感染、十二指肠 – 胃反流、不良饮食习惯、某些药物应用等因素有关。小儿慢性胃炎比急性胃炎多见。

一、临床特点

1. 腹痛：上腹部或脐周反复疼痛，往往伴有恶心、呕吐、餐后饱胀、食欲缺乏，严重时影响活动及睡眠。

2. 胃不适：多在饭后感到不适，进食不多但觉过饱，常因进食冷、硬、辛辣或其他刺激性食物引起症状或使症状加重。

3. 合并胃黏膜糜烂者可反复少量出血，表现为呕血、黑便。

4. 小婴儿还可以表现为慢性腹泻和营养不良。

5. 给予抗酸剂及解痉剂症状不易缓解。

6. 辅助检查：胃镜检查可见炎性改变，以胃窦部炎症多见。病原学检查 HP 阳性率高。胃黏膜糜烂者大便潜血阳性。

二、护理评估

（一）健康史

了解有无不良的饮食习惯，是否患过急性胃炎，有无胃痛史，有无鼻腔、口腔、咽部慢性炎症，近期胃纳有无改变，腹痛与饮食的关系，有无恶心、呕吐、腹泻等其他胃肠道不适表现。

（二）症状、体征

评估腹痛部位、程度，是否有恶心、呕吐、餐后饱胀等情况，大便颜色有否改变，有无营养不良、贫血貌。

（三）社会、心理

评估家庭饮食和生活习惯，父母及患儿对疾病的认识和态度、对患病和住院的应对能力。

（四）辅助检查

了解胃镜检查情况，实验室检查有无 HP 感染。

三、常见护理问题

1. 舒适的改变：与胃黏膜受损，腹痛有关。
2. 营养失调：低于机体需要量，与食欲缺乏、胃出血有关。
3. 知识缺乏：缺乏饮食健康知识。

四、护理措施

（一）饮食

给予易消化、富营养、温热软食，少量多餐，定时定量，避免过饥过饱，忌食生、冷和刺激性食物。

（二）腹痛的护理

通过音乐、游戏、讲故事等转移患儿的注意力，以减轻疼痛。腹痛明显者遵医嘱给予抗胆碱能药。

（三）注意观察

观察腹痛的部位、性质、程度，大便的颜色、性状。

（四）健康教育

1. 简要介绍该病的病因、发病机制、相关检查的意义，疾病对生长发育的影响。
2. 讲述疾病与饮食的关系：饮食没有规律，挑食，偏食，常食生冷、辛辣的食物对胃肠道黏膜是一种刺激。
3. 讲解饮食治疗的意义：温热柔软、少量多餐、定时定量的饮食可避免对胃黏膜的刺激，有利于胃黏膜的修复。而生冷、辛辣、油炸、粗糙的食物可使疾病反复。

五、出院指导

（一）食物的选择与配置

根据不同年龄给予不同的饮食指导，原则是食物温、软，营养丰富。

（二）培养良好的饮食习惯

进食要少量多餐，忌挑食、偏食、饱一顿饿一顿。忌食生冷、辛辣、油炸、粗糙等对胃黏膜有害的食物。不要喝浓茶、咖啡，少喝饮料，饮料中往往含有咖啡因，浓茶和咖啡对胃黏膜都具有刺激性。

（三）用药指导

1. 有 HP 感染者，要遵医嘱联合用药，坚持完成疗程。
2. 慎用刺激性药物：阿司匹林、激素、红霉素、水杨酸类药物，对胃黏膜有一定的刺激作用，要慎用。

第七章
口腔常见疾病的护理

第一节　龋病的诊治与护理

一、概念
龋病是牙在以细菌为主的多种因素影响下发生慢性进行性破坏的疾病。

二、临床特征
是牙体硬组织即釉质、牙本质和牙骨质在颜色、形态和质地等方面均发生变化。龋病初期牙体硬组织发生脱矿，釉质呈白垩色。继之病变部位有色素沉着，局部呈黄褐色或棕褐色。随着无机成分脱矿、有机成分破坏分解的不断进行，牙体组织疏松软化，发生缺损，形成龋洞。牙因缺乏自身修复能力，一旦形成龋洞，则不可能自行恢复。

三、病因
龋病发生于易感的牙、致龋菌群及牙菌斑、蔗糖等细菌底物及一定的时间等4种因素共同作用的基础上。

1. 细菌

口腔中的主要致龋菌是变形链球菌，其次为某些乳杆菌和放线菌属。这些细菌具有利用蔗糖的产酸能力、对牙体表面的附着能力以及耐酸能力等致龋特性。在牙菌斑存在的条件下，细菌作用于牙，致使龋病发生。

2. 食物

蔗糖等糖类食物在口腔中可作为细菌分解产酸的底物。

3. 宿主

影响龋病发病的宿主因素主要包括牙和唾液。

4. 时间

龋病的发病需要一定时间才能完成。

四、临床表现
根据龋病的临床表现，可按其进展速度、解剖部位及病变深度进行分类。

（一）按进展速度分类

1. 急性龋

又称湿性龋，多见于儿童或青年人。龋损呈浅棕色，质地湿软。病变进展较快。

2. 猖獗龋

又称放射性龋，常见于颌面及颈部接受放射治疗的患者，多数牙在短期内同时患龋，病程发展很快。

Sjogren 综合征患者及有严重全身性疾病的患者，由于唾液分泌量减少或未注意口腔卫生，亦可能发生猖獗龋。

3. 慢性龋

又称干性龋，临床多见。龋损呈黑褐色，质地较干硬。病变进展较慢。

4. 静止龋

是一种特殊的慢性龋表现，在龋病发展过程中，由于病变环境的改变，牙体隐蔽部位外露或开放，原有致病条件发生了变化，龋损不再继续发展而维持原状，如牙邻面龋，由于相邻牙被拔除，龋损表面容易清洁，龋病进程自行停止。又如骀面龋，由于咀嚼作用，可能将龋损部分磨平，菌斑不易堆积而病变停止，成为静止龋。

5. 继发龋

龋病治疗后，由于充填物边缘或窝洞周围牙体组织破裂，形成菌斑滞留区；或修复材料与牙体组织不密合，形成微渗漏，都可能产生龋病，称继发龋。继发龋也可因治疗时未除净病变组织发展而成。

（二）按解剖部位分类

1. 窝沟龋和平滑面龋

窝沟龋指磨牙、前磨牙咬合面、磨牙颊面沟和上颌前牙舌面的龋损。窝沟龋损呈锥形，底部朝牙本质，尖向釉质表面。有些龋损的釉质表面无明显破坏，具有这类临床特征的龋损又称潜行性龋。

平滑面龋损可分为两个亚类：发生于牙的近、远中面的损害称邻面龋；发生于牙的颊面或舌面，靠近釉牙骨质界处为颈部龋。釉质平滑面龋损害呈三角形，三角形的底边朝釉质表面，尖向牙本质。当龋损到达釉牙本质界时，即沿釉牙本质界向侧方扩展，在正常的釉质下方发生潜掘性破坏。

2. 根面龋

在根部牙骨质发生的龋病损害称为根面龋，多发生于老年人牙龈退缩、根面外露的牙。

3. 线形釉质龋

是一种非典型性龋病损害，常见于美洲和亚洲的儿童乳牙列。主要发生于上颌前牙唇面的新生线处，龋病损害呈新月形。

（三）按病变深度分类

根据病变深度可分为浅龋、中龋和深龋。

五、诊断

浅龋分为窝沟龋和平滑面龋。窝沟龋的龋损部位色泽变黑，用探针检查时有粗糙感或能钩住探针尖端。平滑面龋一般呈白垩色、黄褐色或褐色斑点。患者一般无主观症状，对冷、热、酸、甜刺激亦无明显反应。X 线片检查有利于发现隐蔽部位的龋损，还可采用荧光显示法、显微放射摄影方法或氩离子激光照射法帮助诊断。

中龋的龋洞已形成，洞内牙本质软化呈黄褐或深褐色。患者对酸甜饮食敏感，过冷过热饮食也能产生酸痛感觉，冷刺激尤为显著，但刺激去除后症状立即消失。颈部牙本质龋的症状较为明显。

深龋的龋洞深大，位于邻面的深龋洞，外观略有色泽改变，洞口较小而病损破坏很深。如食物嵌入洞中，可出现疼痛症状。遇冷、热和化学刺激时，产生的疼痛较为剧烈。

六、治疗

1. 化学疗法

（1）75% 氟化钠甘油糊剂、8% 氟化亚锡溶液、酸性磷酸氯化钠（APF）溶液、含氟凝胶（如 1.5% APF 凝胶）及含氟涂料等。前后牙均可使用。在早期釉质龋损处定期用氟化物处理，可使脱矿釉质沉积氟化物，促进再矿化，从而使龋病病变停止。

（2）10% 硝酸银和氨硝酸银。硝酸银应用于龋损区，生成的还原银或碘化银可渗入釉质和牙本质中，有凝固有机质、杀灭细菌、堵塞釉质孔隙和牙本质小管的作用，从而封闭病变区，终止龋病过程。一般用于乳牙和后牙，不可用于牙颈部龋。

2. 再矿化疗法

再矿化液含有不同比例的钙、磷和氟。将浸有药液的棉球置于患处，每次放置数分钟，反复 3 ~ 4 次。亦可配制成漱口液，每天含漱。

3. 窝沟封闭

窝沟封闭是窝沟龋的有效预防方法。主要用于窝沟可疑龋。

窝沟封闭剂由树脂、稀释剂、引发剂及一些辅助成分，如填料、氟化物、染料等组成。临床操作步骤包括清洁牙面、隔湿、酸蚀、涂布及固化封闭剂。

4. 修复性治疗

根据患牙部位和龋损类型，可选择不同的修复材料进行充填修复。常用的垫底材料有氧化锌丁香油酚粘固剂、聚羧酸锌粘固剂及玻璃离子粘固剂。充填选用适当的修复材料如银汞合金或复合树脂材料等，填入预备好的窝洞，恢复牙的外形和功能。

七、预防

1. 进行口腔保健知识教育，同时也要注重对患者现有口腔健康行为正确程度的了解并加以指导。让大家在理解的基础上，逐渐养成好习惯。

2. 低频率摄入蔗糖，减少口腔 pH 值降低时间，防止脱钙，降低获龋概率。

3. 刷牙行为：学会正确的刷牙方法。要选择合乎口腔卫生要求的保健牙刷，同时选用含氟牙膏，除每天早晚刷牙外，每餐后亦要坚持刷牙，单纯的餐后漱口不能代替刷牙。刷牙时最好采用竖刷的方法，力量适度，时间在 3 min 左右，太大力的根刷法容易造成牙齿损伤。

4. 使用牙线：除坚持刷牙外，清洁牙缝亦是非常重要的。因为有时牙缝较宽，牙齿稀松，光靠刷牙，还不足以保持清洁，在有条件的情况下，推荐使用牙线，这样可帮助清洁牙邻面的软垢和牙菌斑，有效地防止根面龋的发生。

5. 使用漱口水：进食后漱口的习惯能很好地控制口腔内牙菌斑的数量和其毒性作用，从而达到防龋的效果。

6. 定期看牙医，定期复查。

7. 合理的饮食行为，每日在饮食中适当选择一些粗糙富含纤维质的食物，使牙面能获得较多的摩擦机会，促进牙面清洁，减少菌斑形成。

8. 使用氟化物，因其具有防龋的作用。

八、护理

口腔门诊对于初诊患者，特别是老年及儿童患者，护理是极为重要的环节，应充分考虑老年人及儿童的特点。

1. 首先应以良好的态度对待，对治疗过程进行必要解释，减轻患者的精神压力，建立良好的医患关系，降低患者恐惧心理。

2. 老年人行动迟缓，可帮助搀扶其至牙椅上，治疗时可使用吸液器或将牙椅调至坐位以便于吐唾液或漱口。老年人身体耐受性差，容易疲劳，治疗中可适当让患者休息片刻，以减轻长时间张口所致的疲劳。

3. 治疗中应控制张口度，可将牙椅调成与地面成 30° ~ 50°，注意防止吸入或吞入异物。

4. 儿童治疗牙齿有恐惧心理，治疗过程应耐心细致，同时术中可适当转移患者的注意力，可有效地减低患者的紧张心理。

5. 协助医生调拌各种充填材料。

6. 治疗完毕后及时告之患者以解除其紧张心情。预先讲解术后可能出现的一些常见现象及注意事项。

7. 口腔保健指导。建议龋齿患者多吃富含纤维素食物，多行咀嚼以产生较多唾液便于清除食物残渣。

第二节　四环素牙的诊治与护理

一、概念

四环素牙是指四环素族药物引起的着色牙。

二、病因

在牙的发育矿化期服用四环素族药物，可被结合到牙组织内，使牙着色。四环素还可在母体通过胎盘引起乳牙着色。前牙比后牙着色明显；乳牙又比恒牙着色明显。四环素对牙的主要影响是着色. 有时也合并釉质发育不全。

在牙发育期服用四环素可引起牙着色和釉质发育不全，6～7岁后再给药，一般不再引起牙着色。

三、治疗

1. 复合树脂修复法注意磨去唇侧釉质 0.1 mm 或不磨牙。

2. 烤瓷冠修复。

3. 脱色法。可试用于不伴有釉质缺损者。

（1）外脱色法：清洁牙面，用凡士林涂龈缘，将浸过 30% 过氧化氢液的吸药纸片贴敷于前牙唇面，与龈缘应留有少许距离，红外线或白炽灯照射 10 min；疗程共 5～8 次。也可采用凝胶漂白。

（2）内脱色法：按常规行牙髓摘除术后，将根管充填物降至颈下 2～3 mm，在髓室中封入 30% 过氧化氢液或 30% 过氧化氢液与过硼酸钠调成的糊剂脱色。每 3 日换药 1 次，共 4～6 次。当色泽满意时，用复合树脂充填窝洞。

4. 冷光美白法。冷光牙齿美白是在继承传统美白方式的基础上，引入了高科技冷光。所有的牙齿脱色，都是采用以过氧化物为主的美白成分来清除牙齿的色素，冷光美白的药剂，除了有以过氧化物为主的漂白剂之外，还添加有感光催化剂。感光催化剂在高纯度冷光照射下，大大提高了漂白剂的效率，使美白时间缩减到传统美白的 1/10～1/20，只需要 30 min 就能完成全过程。30 min 之后，牙齿的颜色可以提升 5～14 个色阶，变化会十分显著。冷光牙齿美白优点：见效时间快，安全，敏感度小，是牙齿美白方法效果比较突出的一种。缺点：24 h 之内牙齿会有些许敏感。牙齿着色较深的患者可以隔一个月再做一次。但这种美白只是对牙齿表面起作用，经过一段时间，牙齿就会恢复原色。通常冷光美白的牙齿可以保持两年以上，建议大家两年去做一次冷光处理。在冷光美白后，大多数的患者会感觉牙齿有些许不适，这其实是牙齿的敏感所致。一般情况下，在治疗后的 6～24 h 就会消失，但是如果情况较为严重，可在医生的指导下服用止痛药或者按照医生的要求进行其他治疗。

四、预防

牙的发育矿化期中禁止服用四环素族药物。

五、护理

1. 协助医师对治疗过程进行必要解释。

2. 准备操作用器械及材料。

3. 治疗完毕后及时告之患者，预先讲解术后可能出现的一些常见现象及注意事项。

4. 口腔保健指导，注意保持口腔卫生。

5. 冷光美白后，尽量避免食用咖啡、可乐、红酒等有色食物，建议食用白色或者无色的食物，且食物不宜过冷或者过热，以免刺激治疗后的敏感牙齿。

第三节　楔状缺损的诊治与护理

一、概念

楔状缺损是牙唇、颊侧颈部硬组织发生缓慢消耗所致的缺损，缺损呈楔形。

二、病因

①刷牙尤其是横刷法刷牙是发生楔状缺损的主要原因。②牙颈部釉牙骨质界处的结构比较薄弱，易被磨去，有利于缺损的发生。③龈沟内的酸性渗出物的作用亦与缺损有关。④颊侧牙颈部是𬌗力应力集中区，长期的咀嚼压力使牙体组织疲劳，于应力集中区出现破坏。

三、临床表现

1. 典型楔状缺损，由两个平面相交而成，有的由 3 个平面组成。缺损边缘整齐，表面坚硬光滑，有时可有不同程度的着色。
2. 浅和较深的缺损可无症状，也可发生牙本质过敏症。深至穿髓的缺损可有牙髓病、根尖周病症状，甚至发生牙横折。
3. 好发于前磨牙，尤其是第一前磨牙。因其刷牙时受力大，一般有牙龈退缩。
4. 年龄愈大，楔状缺损愈严重。

四、诊断

根据临床表现容易诊断。

五、治疗

1. 改正刷牙方法。牙体缺损少者，不需作特别处理。
2. 有牙本质过敏症状时，可用脱敏疗法。
3. 缺损较大者可用玻璃离子粘固剂或复合树脂充填。洞深或有敏感症状时，充填前应先垫底。
4. 有牙髓炎症状者，作根管治疗。

六、预防

掌握正确的刷牙方法，不要横刷牙。

七、护理

1. 协助医师对治疗过程进行解释。
2. 准备操作用器械及材料。
3. 治疗完毕后及时告之患者，预先讲解术后可能出现的一些常见现象及注意事项。
4. 口腔保健指导，掌握正确的刷牙方法。

第四节　牙本质过敏症的诊治与护理

一、病因

磨耗、楔状缺损、牙折、龋病以及牙周萎缩致牙颈部暴露等各种牙体疾病，在其釉质破坏、牙本质暴露时均可发生牙本质过敏症。

二、临床表现

牙本质过敏症的主要表现为刺激痛，当刷牙，吃硬物，遇酸、甜、冷、热等刺激时均引起酸痛，尤其对机械刺激最敏感。发作迅速，疼痛尖锐，时间短暂。患者多能指出患牙。

三、诊断

1. 探诊用探针探查牙本质暴露区可找到敏感点，敏感点多位于𬌗面釉牙本质交界处和牙颈部釉牙骨质交界处。可将患者的主观反应分为4级，0度：无不适；1度：轻微不适或疼痛；2度：中度痛；3度：重度疼痛。

2. 温度试验通过牙科椅的三用气枪将室温的空气吹向敏感牙面，判断牙的敏感程度。

3. 主观评价用患者的主观评价方法来判断牙的敏感程度，包括疼痛3级评判法和数字化疼痛评判法。

四、治疗

1. 氟化物多种氟化物制剂可用于治疗牙本质过敏症。方法多为局部涂擦，疗效常因人而异。

2. 修复治疗。对药物脱敏无效者，以及磨损接近牙髓者，可考虑牙髓治疗，并作全冠修复。

五、预防

1. 良好的饮食习惯，少吃硬食物，避免冷、热温度的骤然变化对牙髓产生刺激。

2. 掌握正确的刷牙方法。

3. 龋病及时充填治疗；及时镶牙，以减轻过重负担造成的余留牙重度磨耗等。

4. 定期检查，防止牙龈萎缩。

六、护理

1. 护士应热情接待，尽早熟悉情况，消除紧张、恐惧的心理。

2. 协助医生耐心细致地对其讲解所患疾病的诊断，治疗方案，预后等以及各种并发症的预防措施。使患者对自己所患的疾病能够做到"心知肚明"。

3. 规劝其安心养病，服从治疗，树立康复的信心。

4. 指导患者建立良好的口腔卫生和保健，养成良好的饮食习惯。

5. 按时复查。

第五节　牙髓病和根尖周病的诊治与护理

一、急性牙髓炎

（一）病因

1. 慢性牙髓炎急性发作的表现，龋源性者尤为显著。

2. 牙髓受到急性的物理损伤、化学刺激以及感染等情况下，如手术切割牙体组织等导致的过度产热、充填材料的化学刺激等。

3. 免疫因素。进入牙髓抗原物质可诱发机体的特异性免疫反应，导致牙髓损伤。

（二）临床表现

1. 剧烈疼痛，疼痛性质具有下列特点：①自发性阵发痛；②夜间痛；③温度刺激加剧疼痛；④疼痛不能自行定位。

2. 患牙可查及极近髓腔的深龋或其他牙体硬组织疾患，或见牙冠有充填体存在，或有深牙周袋。检查时可能见到较深的龋洞，用探诊探查时牙齿疼痛明显。或可能发现畸形中央尖、畸形舌侧窝等可能导致牙髓炎的情况。

3. 探诊常可引起剧烈疼痛，有时可探及微小穿髓孔。

4. 温度测验时，患牙的反应极其敏感。刺激去除后，疼痛症状要持续一段时间。进行牙髓活力电测验时，患牙在早期炎症阶段，其反应性增强；晚期炎症则表现为迟钝。

5. 处于晚期炎症的患牙，可出现垂直方向的轻度叩痛。牙齿的 X 线片可以帮助确定较难发现的邻面龋、继发龋及牙周病等引起的牙髓炎。

（三）诊断

典型的疼痛症状。可见有引起牙髓病变的牙体损害或其他病因。牙髓活力测验、温度测验及叩诊反应可帮助定位患牙。

（四）治疗

1. 开髓减压，做根管治疗。

2. 药物止痛，樟脑酚小棉球放入龋洞内。

3. 中药辅助治疗。

4. 针刺止痛，针刺双侧合谷穴或同侧平安穴（在对耳屏与口角连线的中点），也可取得良好止痛效果。

（五）预防

1. 保持口腔卫生清洁。

2. 良好的饮食习惯。

3. 手术切割牙体组织时要正确操作，并选择合适的充填材料。

（六）护理

1. 心理护理

患者如有焦虑不安，护士可在一旁进行心理护理，以解决患者不安的情绪，消除恐惧感。

2. 术前护理

（1）个人防护。标准防护，操作前洗手戴手套，戴防护面罩。

（2）患者准备。安置患者上椅位，给患者围胸巾，打开漱口水，递纸巾，戴防护镜，与患者沟通，做去髓术的健康指导，调整最佳的治疗椅位角度。

（3）常规准备。整理操作台，准备椅位，戴一次性防护套（头枕、扶手、照明灯把手、三用气枪、操作台），口腔检查常规器械，安装手机（快、慢各一）吸唾管，查对药品和材料名称沔无污染、过期。

（4）物品准备。合适的车针，扩大针，拔髓针，根管冲洗液（3%H_2O_2，0.9%NS），测量尺，根管测长仪，干棉条，酒精棉球，0.1% 碘酊棉球，麻药，侧压针，调拌刀，玻板，打火机，酒精灯，纸捻，根冲糊剂，主、副牙胶尖，水门汀充填器，挖匙，窝洞充填材料，银汞合金或复合树脂。

3. 术中护理

（1）局部麻醉。首先要询问患者有无麻药过敏史，是否进食，有无高血压、心脏病史，查对麻药有无过期，确认牙位后，递 0.1% 碘酊棉球给医生，及时吸唾，调节光源，递局麻药进行局部麻醉。

（2）开髓拔髓。安装合适的车针，吸唾，协助暴露术区，递拔髓针，递 3%H_2O_2 冲洗根管，及时吸唾。

（3）根管预备及消毒。传递较细的扩大针，扩大疏通根管，备测长仪和尺子，测量根管长度，标记扩大针测量后的长度，逐号递给医生，每更换一次扩大针，递 3%H_2O_2 及 0.9%NS 交替冲洗，直至根管预备完成。如果对根管长度不确定可插牙胶尖试尖，拍牙片，看根管预备长度是否合适。

（4）根管充填。吸唾及吸干术区，递隔湿棉条，传递纸捻干燥根管，选择与主锉相同型号的牙胶尖，标出工作长度，试尖，用烧热的挖匙一端烫掉多余牙胶，嘱患者拍术中牙片。遵医嘱备好根充糊剂，备糊剂输送器并蘸糊剂递与医生（重复数次），递侧压针和足够的副尖直至充填严密，递烧热的挖匙一端烫掉多余牙胶，垂直加压器加压，清理根管口，嘱患者拍术后牙片。

（5）充填窝洞。及时吸唾，协助暴露术区，再次清理干燥窝洞，遵医嘱递调拌基底材料。根据医嘱或患者的要求选择合适的充填材料（银汞合金或复合树脂），充填完毕后递合适的抛光钻进行调和抛光。

4. 术后护理

（1）患者护理。取下护目镜，解开胸巾，协助患者整理面容，嘱患者漱口。

（2）整理用物。及时清理玻板、调拌刀和用过的器械，撤防护套，冲洗痰盂，弃去一次性用物，桌椅归位。

（3）健康教育。交待术后注意事项，多加休息，遵医嘱口服抗生素，禁咬过硬食物，冠保护等。保持口腔卫生，如有不适及时就诊。牙椅清洁消毒。留患者联系方式，进行日后随访记录。

5. 健康指导

（1）根据病情向患者介绍牙髓炎的不同治疗方法及步骤，治疗时间、预后及并发症、治疗费用等，及时修正患者的过高要求。

（2）向患者说明根管充填后可能出现不同程度的不适，属正常现象。如无名显肿痛，轻度不适会在治疗2～3天后消失，如出现较明显的肿胀或疼痛，应及时就医复诊，在医生的指导下服用抗生素或止痛药。

（3）银汞合金充填的患者2 h内禁饮食，24 h内禁饮热水，避免用患侧咀嚼食物，禁咬硬物；复合树脂充填的患者避免进食过冷过热的刺激性食物，少食用含色素类食物或饮料，如红酒、酱油、咖啡等，进食后要漱口，注意口腔卫生。

（4）去髓术后牙体组织变脆，大面积充填者，为防止牙体崩裂，嘱患者及时行冠修复。

（5）若不宜立即充填者，应备上根管消毒药物和失活剂，调拌氧化锌丁香油水门汀暂封，遵医嘱按不同治疗方法预约复诊时间，开放引流者2～3天复诊，根管消炎者5～7天复诊，根管失活按时复诊。

二、慢性牙髓炎

（一）病因

1. 细菌因素牙髓由细菌感染所致。

2. 物理因素：

（1）急性牙外伤和慢性创伤可造成根尖部血管的挫伤或断裂，使牙髓血供受阻，引起牙髓退变、发炎或坏死。

（2）过高的温度刺激或温度骤然改变，会引起牙髓充血，甚至转化为牙髓炎。

（3）用牙钻备洞而无降温措施时，所产生的热会导致可复性牙髓炎或不可复性牙髓炎。

（4）用银汞合金材料充填深洞未垫底时，外界温度刺激可导致牙髓变性，甚至坏死。对修复体进行抛光时所产生的热也可能刺激牙髓，导致牙髓损伤。

3. 化学因素：

（1）充填材料具有一定的毒性，导致充填后发生牙髓炎症反应。

（2）用酚处理深洞后，会导致严重的牙髓病变。

4. 免疫因素进入牙髓和根尖周的抗原物质可诱发机体的特异性免疫反应，导致牙髓和根尖周的损伤。

5. 急性牙髓炎迁延不愈，转化为慢性牙髓炎。

（二）临床表现

1. 一般不发生剧烈的自发性疼痛，有时可出现阵发性隐痛或钝痛。

2. 病程较长。

3. 患者可诉有长期的冷、热刺激痛病史。

4. 患牙常表现有咬合不适或轻度的叩痛。

5. 患者一般多可定位患牙。

6. 查及深龋洞、冠部充填体或其他近髓的牙体硬组织疾患。

7. 探诊洞内患牙感觉较为迟钝。

8. 患牙对温度测验和电测验表现为迟钝或敏感。

（三）诊断

1. 可以定位患牙，有长期冷、热刺激痛病史和（或）自发痛史。

2. 可查到引起牙髓炎的牙体硬组织疾患或其他病因。

3. 患牙对温度测验的异常表现。

4. 叩诊反应。

（四）治疗

根管治疗。

（五）预防

1. 保持口腔卫生清洁。

2. 良好的饮食习惯。

3. 切割牙体组织时要正确操作，并选择合适的充填材料。

4. 有龋齿及时治疗。

（六）护理

同急性牙髓炎。

三、残髓炎

（一）病因

根管治疗后残留少量根髓发炎。

（二）临床表现

1. 临床症状与慢性牙髓炎的疼痛特点相似，常表现为自发性钝痛、放射性痛、温度刺激痛。

2. 患牙多有咬合不适感。

3. 患牙牙冠有做过牙髓治疗的充填体。

4. 测验反应可为迟缓性痛或稍有感觉。

5. 轻度疼痛（+）或不适感（±）。

6. 患牙充填物，探查根管深部时有感觉或疼痛。

（三）诊断

1. 有牙髓治疗史。

2. 有牙髓炎症状表现。

3. 强温度刺激患牙有迟缓性痛以及叩诊疼痛。

4. 探查根管有疼痛感觉。

（四）治疗

重新根管治疗术

（五）预防

根管治疗应认真仔细，不要余留残髓。

（六）护理

1. 心理护理患者如有焦虑不安，护士可在一旁进行心理护理，以解决患者不安的情绪，消除恐惧感。

2. 常规准备口腔检查器械。

3. 根据病情向患者介绍治疗方法及步骤，治疗时间、预后及并发症、治疗费用等，及时修正患者的过高要求。

4. 向患者说明根管充填后如出现较明显的肿胀或疼痛，应及时就医复诊，在医生的指导下服用抗生素或止痛药。

四、逆行性牙髓炎

（一）病因

感染来源于患牙牙周病所致的深牙周袋。袋内的细菌及毒素通过根尖孔或侧、副根管逆行进入牙髓，引起根部牙髓的慢性炎症。

（二）临床表现

1. 患牙可表现为典型的急性牙髓炎症状，也可呈现为慢性牙髓炎的表现。患牙均有长时间的牙周炎病史，可诉有口臭、牙松动，咬合无力或咬合疼痛等症状。

2. 患牙有深达根尖区的牙周袋或较为严重的根分叉病变，牙龈水肿、充血，牙周袋溢脓，牙可有不同程度的松动。无引发牙髓炎的深龋或其他牙体硬组织疾病。

3. 对多根患牙牙冠的不同部位进行温度测验，其反应可为激发痛、迟钝或无反应。

4. 患牙对叩诊的反应为轻度疼痛（＋）~ 中度疼痛（＋＋）。

5. X线片显示患牙有广泛的牙周组织破坏或根分叉病变。

（三）诊断

1. 患者有长期的牙周炎病史。

2. 近期出现牙髓炎症状。

3. 患牙未查及引起牙髓病变的牙体硬组织疾病。

4. 患牙有严重的牙周炎表现。

（四）治疗

根管治疗 + 牙周治疗

（五）预防

1. 保持口腔卫生清洁。

2. 及时治疗牙周病。

（六）护理

1. 护士应热情接待，尽早熟悉情况，消除紧张、恐惧的心理。

2. 协助医生耐心细致地对其讲解所患疾病的诊断，治疗方案，预后等以及各种并发症的预防措施。使患者对自己所患的疾病能够做到"心知肚明。"

3. 向患者说明根管充填后若现较明显的肿胀或疼痛，应及时就医复诊，在医生的指导下服用抗生素或止痛药。

4. 指导患者建立良好的口腔卫生和保健，养成良好的饮食习惯。

5. 按时复查。

五、牙髓坏死

（一）病因

1. 由各型牙髓炎发展而来。

2. 可因创伤、温度、化学刺激等因素引起。

（二）临床表现

1. 患牙一般无自觉症状。

2. 牙冠可存在深龋洞或其他牙体硬组织疾患，或是有充填体、深牙周袋等。

3. 牙冠变色，呈暗黄色或灰色，失去光泽。

4. 牙髓活力测验无反应。

5. X线片显示患牙根尖周影像无明显异常。

（三）诊断

1. 无自觉症状。

2. 牙冠变色、牙髓活力测验结果和X线片的表现。

（四）治疗

根管治疗术。

（五）预防

1. 良好的口腔卫生习惯，主要包括合理饮食、正确的刷牙方法、辅助使用牙线、牙缝刷和漱口水等。

2. 进行口腔检查，以便问题早发现早处理。

3. 有龋齿应及时充填龋洞，其他牙病应尽早进行治疗，防止牙髓病的发生。

（六）护理

同慢性牙髓炎

六、牙髓钙化

（一）病因

目前，关于牙髓钙化有两种观点：一些学者认为牙髓钙化是牙髓病理性矿化，髓石的形成和根髓弥散性钙化属于牙髓变性的一种类型。牙髓钙化可能是在某些因素影响下发生的一种营养障碍性矿化，当细胞发生变性时，细胞膜内的转运系统不能正常维持，细胞膜对钙离子的通透性增加，钙磷酸盐首先沉积于细胞线粒体内，然后以变性的细胞、血栓或胶原纤维为核引发牙髓组织的钙化。也有学者认为牙髓钙化时常缺乏明显的组织变性，因此不属于营养障碍性矿化。另一种观点认为髓石和根髓弥散性钙化不应属于牙髓变性，而可能是牙髓细胞的一种主动性修复结果。一般认为髓石是由于某些刺激，致牙髓细胞变性、坏死，成为钙化中心，周围层层沉积钙盐而形成。

1. 遗传因素：研究发现多种与遗传相关的疾病和综合征常伴随有牙髓病理性矿化。一些学者报道髓腔广泛矿化以及牙根膨大的岁患者，其子女及兄弟也具有相同症状。另有学者报道末端黏合症患者除了表现指（趾）关节、颧弓、全身骨骼发育畸形外，口腔病损表现为髓石的形成，此病可遗传给子代。

2. 生理因素：Ninomiya 等将髓石脱矿后制成不同的切片，并用 I 型胶原蛋白以及非胶原蛋白，即骨桥蛋白、骨连接蛋白、骨钙素的特异抗体进行免疫组化染色。研究发现 I 型胶原蛋白均匀分布于髓石，提示它是髓石中一种主要的基质成分；骨桥蛋白位于髓石的周围，呈现强染色；未检测到骨连接蛋白和骨钙素的存在。由于骨桥蛋白在许多病理性矿化组织中普遍存在，因此认为牙髓细胞产生的骨桥蛋白和髓石基质的矿化密切相关。

3. 物理因素：一些学者认为牙髓病理性矿化可能与慢性磨损、外力撞击、正畸矫治力等物理因素有关。研究使用片段弓矫治器和橡皮圈牵引牙齿萌出的过程对牙髓的影响，结果表明在矫治期内未出现牙髓炎以及修复性牙本质形成；但少量病例有广泛的髓石形成（17.5%），以及出现成牙本质细胞吸入牙本质小管现象（22.5%）。

4. 化学因素：对比出生后持续应用氟化物防龋儿童与未应用氟化物防龋儿童无龋磨牙的牙髓状况，发现应用氟化物防龋组儿童的磨牙髓腔中有纤维牙本质样矿化组织形成，并髓室底部沿着牙本质壁向髓腔发展，取代退化的牙髓组织；并且有根分歧与牙槽骨发生粘连。

5. 感染因素：纳米细菌是在人与牛的血清中发现并命名的新菌种，纳米细菌独特的生物学特性以及它在肾结石、胆结石、牙髓结石，牙周结石等病理性矿化疾病中的高检出率，显示纳米细菌与病理性矿化作用关系密切。通过乙酸双氧铀染色，发现在纳米细菌的菌体周围有一层黏蛋白基质，认为磷灰石晶体的生长可能是通过菌体表面的这层黏蛋白介导的矿化作用。纳米细菌感染成纤维细胞后，能诱导细胞内外产生针状矿化晶体，形成钙化球，其结构与许多病理性钙化组织中的钙化物结构相似。

（二）临床表现

1. 髓石一般不引起临床症状，个别情况出现与体位有关的自发痛。

2. 患牙对牙髓活力测验的反应可异常，表现为迟钝或敏感。

3. X 线片显示髓腔内有阻射的钙化物（髓石），或呈弥漫性阻射影像而致原髓腔处的透射区消失。

（三）诊断要点

1. X 线检查结果可作为重要的诊断依据。

2. 有外伤或氢氧化钙治疗史可作为参考。

（四）治疗

临床上常采用根管治疗术、根尖周手术及牙拔除术，其中后两种方法对机体创伤较大。

（五）预防

1. 良好的口腔卫生习惯。

2. 进行口腔检查，以便问题早发现早处理。

3. 有龋齿应及时充填龋洞，其他牙病应尽早进行治疗，防止牙髓病的发生。

（六）护理

同慢性牙髓炎

七、急性根尖周炎

（一）病因

1. 感染。最常见的感染来自牙髓病，其次是牙周病通过根尖孔、侧副根管及牙本质小管而继发，血源性感染比较少见。

2. 创伤。牙齿遭受外力，如打击、碰撞、跌倒等，可致牙体硬组织、牙周组织及尖周组织损伤；咬硬物、如咬到饭内的砂子、咬核桃、咬瓶盖子等，创伤性咬合均可导致尖周损害。

3. 肿瘤。波及尖周损害的肿瘤有淋巴癌、肺癌及乳腺癌转移、颌骨肉瘤、骨髓瘤和造釉细胞瘤。

4. 牙源性因素。牙髓及根管封药过量，根管器械穿出根尖，正畸用力不当、快速分离牙齿、拔牙不慎伤邻牙等均能引起尖周损伤。

（二）临床表现

1. 患牙有咬合痛，自发性、持续性钝痛。患者因疼痛而不愿咀嚼，影响进食。患者能够指明患牙。

2. 患牙可见龋坏、充填体或其他牙体硬组织疾患，有时可查到深牙周袋。

3. 牙冠变色。牙髓活力测验无反应，但乳牙或年轻恒牙对活力测验可有反应，甚至出现疼痛。

4. 叩诊疼痛（＋）～（＋＋）～（＋＋＋），扪压患牙根尖部有不适或疼痛感。

5. 患牙可有Ⅰ度松动，甚至松动Ⅱ～Ⅲ度。

6. 严重的病例可在相应的颌面部出现蜂窝织炎，牙龈红肿，移行沟变平，有明显的压痛，扪诊深部有波动感。相应的下颌下淋巴结或颏下淋巴结可有肿大及压痛。影响睡眠和进食，可伴体温升高、乏力等全身症状。

（三）诊断

1. 患牙典型的咬合疼痛症状。

2. 对叩诊和扪诊的反应。

3. 对牙髓活力测验的反应。

4. 患者有牙髓病史或外伤史以及牙髓治疗史等。

5. 主要依据患牙所表现出来的典型的临床症状及体征，由疼痛及红肿的程度来分辨患牙所处的炎症阶段。

（四）治疗

1. 开髓引流。

2. 脓肿切开引流。

3. 局麻下调改过高牙尖，预防创伤殆。

4. 根管治疗。

（五）预防

1. 注意口腔卫生保健，积极预防龋病，防止补过的牙齿再次发生龋病。

2. 急性炎症期间，应选择营养丰富、质软而易于消化的食物，如米粥、面条、牛奶、鱼汤、蔬菜等。

3. 发现龋齿、牙髓炎及根尖周炎的症状出现，应及早到医院诊治。

4. 根尖周炎的复诊次数较多，患者应按医嘱按时复诊，配合医生使治疗顺利进行，以求得彻底治愈。治疗前可口服抗生素或磺胺药。

5. 不用补过的牙咬过硬的食物，2 h内不予进食，24 h内不要用患牙侧咀嚼食物。必要时可用冠套保护患牙。

6. 加强锻炼，提高身体的抵抗力。

7. 避免牙齿受伤，保持口腔卫生，养成早晚刷牙的良好习惯。

（六）护理

1. 按医嘱给予抗生素、镇痛剂、维生素等药物治疗。

2. 嘱患者注意适当休息，发热患者多饮水，进食流质及半流质食物，注意口腔卫生。

3. 为达到根治目的，嘱患者急性炎症消退后，继续进行相应的治疗，如根管治疗或牙髓塑化治疗。

4. 健康指导让患者了解根尖周炎的发病原因和治疗过程，告知患者开髓减压及脓肿切开后继续根管治疗或牙髓塑化治疗的重要性。

八、慢性根尖周炎

（一）病因

1. 感染。最常见的感染来自牙髓病，其次是牙周病通过根尖孔、侧副根管及牙本质小管而继发，血源性感染比较少见。现代认为，尖周病感染的主要致病菌是以厌氧菌为主体的混合感染，产黑色素类杆菌是急性尖周炎的主要病源菌。细菌内毒素是慢性尖周炎的致炎因子，更是尖周肉芽肿的主要致病因素。

2. 创伤。牙齿遭受外力，如打击、碰撞、跌倒等，可致牙体硬组织、牙周组织及尖周组织损伤。咬硬物如咬到饭内的砂子、咬核桃、咬瓶盖子等，创伤性咬合均可导致尖周损害。

3. 肿瘤波及尖周。损害的肿瘤有鳞癌、肺癌及乳腺癌转移、颌骨肉瘤、骨髓瘤和造釉细胞瘤。

4. 牙源性因素。牙髓及根管封药过量，根管器械穿出根尖，正畸用力不当、快速分离牙齿、拔牙不慎伤邻牙等均能引起尖周损伤。

（二）临床表现

1. 一般无明显的自觉症状，有的患牙咀嚼时有不适感。患牙有牙髓病史、反复肿痛史或牙髓治疗史。

2. 患牙可查及深龋洞或充填体，以及其他牙体硬组织疾患。

3. 牙冠变色，探诊及牙髓活力测验无反应。

4. 叩诊反应无明显异常或仅有不适感，一般不松动。

5. 有窦型慢性根尖周炎者，可查及位于患牙根尖部的唇、颊侧牙龈表面的窦管开口。

6. 根尖周囊肿可由豌豆大到鸡蛋大。较大的囊肿，可在患牙根尖部的牙龈处呈半球状隆起，有乒乓感，富有弹性，并可造成邻牙移位或使邻牙牙根吸收。

7. X线表现：①根尖周肉芽肿的患牙根尖部有圆形的透射影像，边界清晰，周围骨质正常或稍显致密。透影区范围较小，直径一般不超过 1 cm；②慢性根尖周脓肿的透影区边界不清楚，形状也不规则，周围骨质较疏松而呈云雾状；③根尖周囊肿可见较大的圆形透影区，边界清楚，并有一圈由致密骨组成的阻射白线围绕；④根尖周致密性骨炎表现为根尖部局限性的骨质致密阻射影像。

（三）诊断

1. 患牙 X 线片上根尖区骨质破坏的影像为确诊的依据。

2. 患牙牙髓活力测验结果、病史及患牙牙冠情况也可作为辅助诊断指标。

（四）治疗

1. 根管治疗

2. 根尖切除术

3. 根尖周囊肿刮治术。

（五）护理

1. 准备器械、妥善安置患者。护理人员备齐器械，协助患者躺在牙科椅上，根据牙位调整椅位并将光源对准患牙。

2. 心理护理。术前心理护理的核心是让患者了解治疗的基本过程和通过治疗要达到的目的、最终效果，使其了解治疗过程和治理中可能出现的问题，治疗中应充分体现人文关怀，调动患者的心理因素，主动配合治疗。告诫患者牙髓已坏死钻牙时并不疼痛，医生在治疗时要求患者头、舌固定不动，口张至最大，有需求举手示意。

3. 治疗中护理宣教。护理人员要向患者讲明在开髓治疗、瘘管搔刮症状消退后，一定要定期复诊。

慢性根尖周炎治疗时需一个较常的周期，有时甚或需要 1～2 个月的复诊过程．患者往往在症状减轻之后，不按医嘱复诊。要特别告诫患者不定期复诊的危害，让患者知道只有将根管充填后，治疗才能终止，以保持治疗的连续性，达到最佳的治疗效果，并向患者说明此类严重根尖周炎治疗如果失败，只能拔除患牙。

第六节　牙龈病的诊治与护理

一、慢性龈缘炎

（一）病因

慢性龈缘炎的始动因子是牙菌斑、牙石、食物嵌塞、不良修复体等，可促使菌斑积聚，引发或加重牙龈的炎症。

（二）临床表现

病损局限于游离龈和龈乳头。牙龈色泽变为深红或暗红色，炎性充血可波及附着龈。龈乳头圆钝肥大，附着龈水肿时，点彩消失，表面光滑发亮。牙龈松软脆弱，缺乏弹性。龈沟可加深达 3 mm 以上，形成假性牙周袋，但上皮附着（龈沟底）仍位于正常的釉牙骨质界处，这是区别牙龈炎和牙周炎的重要指征。牙龈轻触即出血，龈沟液渗出增多，患者常因刷牙或咬硬物时出血而就诊。

（三）诊断

根据上述主要临床表现，结合局部有刺激因素存在即可诊断。

（四）鉴别诊断

1. 早期牙周炎

主要的鉴别要点为牙周附着丧失和牙槽骨吸收。牙龈炎时龈沟可加深超过 2 mm，但结合上皮附着的位置仍位于釉牙骨质界处。而患牙周炎时，结合上皮已向根方迁移，形成真性牙周袋，袋底位于釉牙骨质界的根方。X 线片（尤其殆翼片）有助于判断早期牙槽骨吸收。牙周炎早期可见牙槽嵴顶高度降低，硬板消失，而牙龈炎的骨高度正常，可疑时摄 X 线片，观察有无早期牙槽嵴顶吸收，以鉴别早期牙周炎。

2. 血液病

对于以牙龈出血为主诉且同时也有牙龈炎症表现者，应与某些全身性疾病所引起的牙龈出血鉴别，例如白血病、血小板减少性紫癜、再生障碍性贫血等。血常规有助于鉴别。

3. 坏死性溃疡性龈炎

是以牙龈出血和疼痛为主要症状，但其牙龈边缘有坏死为其特征。

4. 艾滋病相关龈炎（HIV-G）

是艾滋病感染者最早出现的相关症状之一。临床可见游离龈缘呈明显的火红色线状充血，附着龈可有点状红斑，刷牙后出血或自发性出血。在去除牙石或牙菌斑后，牙龈充血仍不消退。

（五）治疗原则

通过洁治术彻底清除菌斑和牙石，其他如有食物嵌塞、不良修复体等刺激因素也应予以彻底纠正，可用 1%～3% 过氧化氢液冲洗龈沟，碘制剂龈沟内上药，必要时可用氯己定抗菌类漱口剂含漱。

（六）预防

1. 龈缘炎能预防，关键是要做到坚持每天彻底清除牙菌斑，口腔医务人员要广泛开展口腔卫生教育，教会患者正确的刷牙方法，合理使用牙签、牙线等。坚持早晚刷牙、饭后漱口，以控制菌斑和牙石的形成。这些对预防牙龈炎的复发也极为重要。

2. 慢性龈缘炎由于病变部位局限于牙龈，在去除局部刺激因素后，炎症消退快，牙龈组织恢复正常。因此，慢性龈缘炎是可逆性病变，预后良好。

（七）护理

1. 治疗后需注意口腔卫生的维护。

2. 教会患者正确的刷牙方法，坚持早晚刷牙、饭后漱口，保持口腔清洁，以巩固疗效。

二、青春期龈炎

（一）病因

青春期少年未养成良好的刷牙习惯，在错殆拥挤、口呼吸以及戴各种正畸矫治器的情况下，前牙、替牙部位易发生牙龈的炎症。青春期内分泌特别是性激素的改变，可使牙龈组织对微量局部刺激物产生明显的炎症反应。

（二）临床表现

好发于前牙唇侧的牙间乳头和龈缘。唇侧龈缘明显肿胀，乳头呈球状突起；龈色暗红或鲜红，光亮，质地软，龈袋形成；探诊易出血。患者一般无明显自觉症状，或有刷牙、咬硬物时出血以及口臭等。

（三）诊断

患者的年龄处于青春期，局部有上述刺激因素存在，牙龈炎症反应较重。

（四）治疗原则

洁治术去除菌斑和牙石，或可配合局部药物治疗，如龈袋冲洗及袋内上药，给以含漱剂清洁口腔。病程长且牙龈过度肥大增生者，常需手术切除。

（五）预防

1. 患者平时要少吃或不吃坚硬、粗糙的食物，多吃新鲜蔬菜、水果及富含维生素 B_1、B_2 和维生素 C 的食品。

2. 经常按摩牙龈，可促进血液循环，减轻症状。

3. 多注意口腔卫生。

4. 定期看牙医，有牙结石或菌斑的要清除。必要时配合药物治疗。

5. 学会正确的刷牙方法，洁牙工具（牙签、牙线）的正确使用。

6. 对于准备接受正畸治疗的青少年，应先治愈原有的牙龈炎，并教会他们正确的控制菌斑的方法。在正畸治疗过程中，定期做牙周检查和预防件的洁治。正畸矫治器的设计和制作应有利于菌斑控制。避免造成对牙周组织的刺激和损伤。

（六）护理

1. 必须教会患者正确刷牙和控制菌斑的方法，养成良好的口腔卫生习惯。

2. 嘱患者完成治疗后应定期复查，以防止复发。

三、妊娠期龈炎

（一）病因

妊娠期妇女不注意维护口腔卫生，致使牙菌斑、牙石在龈缘附近堆积，引起牙龈发炎，妊娠期雌激素升高可加重原有的病变。

（二）临床表现

妊娠前可有龈缘炎，从妊娠 2～3 个月后出现明显症状，分娩后约 2 个月，龈炎可恢复至妊娠前水平。可发生于少数牙或全口牙龈，以前牙区为重。龈缘和龈乳头呈鲜红或发绀，松软、光亮、肿胀、肥大，有龈袋形成，轻探易出血。

妊娠期龈瘤发生于个别牙列不齐或有创伤性殆的牙间乳头区。一般发生于妊娠第 4～6 个月，瘤体常呈扁圆形，向近远中扩延，可有蒂，一般不超过 2 cm。分娩后，妊娠龈瘤能逐渐自行缩小，但必须去除局部刺激物才能消失。

（三）诊断

育龄妇女的牙龈出现鲜红色，高度水肿、肥大，且极易出血等症状者，或有妊娠期龈瘤特征者，应询问月经情况. 若已怀孕便可诊断。

（四）治疗原则

去除一切局部刺激因素，如菌斑、牙石、不良修复体等。认真进行维护治疗，严格控制菌斑。牙龈炎症明显、龈袋有溢脓时，可用1%过氧化氢液和生理盐水冲洗，加强漱口。

体积较大的妊娠龈瘤，可手术切除。手术时机应选择在妊娠期的4～6个月内，以免引起流产或早产。

（五）预防

1. 保持口腔清洁，及时治疗原有的牙龈炎，严格控制菌斑，可大大减少妊娠期牙龈炎的反应。

2. 及早地去除一切局部因素，如牙菌斑、牙石及不良修复体，由于孕妇牙龈易出血，故操作时应特别仔细，动作要轻，尽可能减少出血。

3. 对于病情严重的患者，如牙龈炎红肿、增生肥大、牙龈袋溢脓时，可用1%过氧化氢和生理盐水冲洗、局部放药、漱口等方法，避免口服用药。

4. 定期口腔检查，在孕前、孕早期、孕中期和孕晚期都要及时进行口腔检查，以及时获得必要的口腔保健指导，使已有的口腔疾患得到及时的治疗。

（六）护理

1. 帮助孕妇了解妊娠期龈炎的病理性过程及生理上的改变：正确认识和应对妊娠中牙龈出现的各种不适和常见症状，及时到医院就诊。

2. 营养指导。增加营养摄入，保持营养平衡。除了充足的蛋白质外，维生素 A、D、C 和一些无机物如钙、磷摄入也十分重要。怀孕期间增加摄入营养素，不仅可以起到保护母亲的作用，使肌体组织对损伤的修复能力增强，对胎儿牙齿的发育也很有帮助。

3. 健康教育。对患者给予细致的口腔卫生指导，在这里特别要提到刷牙的重要性。重视怀孕期口腔卫生，掌握口腔保健的方法，坚持每日两次有效刷牙。

4. 帮助孕妇树立起信心，解除对妊娠期龈炎的焦虑、恐惧心理。

5. 复诊随访计划的实施，做好定期口腔检查和适时的口腔治疗。孕期里口腔疾病会发展较快，定期检查能保证早发现、早治疗，使病灶限于小范围。对于较严重的口腔疾病，应选择妊娠中期（4～6个月）相对安全的时间治疗。

四、急性坏死性溃疡性龈炎（ANUG）

（一）病因

1. 微生物的作用。在 ANUG 病损处常能找梭形杆菌和螺旋体，并发现中间普氏菌也是此病的优势菌。ANUG 是一种由多种微生物引起的机会性感染，在局部抵抗力降低的组织和宿主，这些微生物造成 ANUG 病损。

2. 存在的慢性龈炎或牙周炎是本病发生的重要条件。深牙周袋内或冠周炎的牙龈适合螺旋体和厌氧菌的繁殖，当存在某些局部组织的创伤或全身因素时，细菌大量繁殖，并侵入牙龈组织，发生 ANUG。

3. 烟的影响。绝大多数急性坏死性溃疡性龈炎的患者有大量吸烟史。吸烟可能使牙龈小血管收缩，影响牙龈局部的血流。据报道吸烟者白细胞的趋化功能和吞噬功能均有减弱，IgG 水平低于非吸烟者，唾液中 IgA 水平亦有下降，还有报道吸烟的牙周炎患者其龈沟液中的 TNF-α 和 PGE_4 水平均高于非吸烟的患者。这些因素都会加重牙龈的病变。

4. 身体因素与本病的发生密切相关。患者常有精神紧张、睡眠不足、过度疲劳、工作繁忙等情况，或受到精神刺激。在上述各种因素的影响下，通过增强皮质激素的分泌和自主神经系统的影响而改变牙龈的血液循环、使免疫力下降等，局部组织抵抗力降低而引发本病。精神压力又可能使患者疏忽口腔卫生、吸烟增多等。

5. 机体免疫功能降低的某些因素如营养不良的儿童，特别是维生素 C 缺乏，某些全身性消耗性疾病如恶性肿瘤、急性传染病、血液病、严重的消化功能紊乱等易诱发本病。艾滋病患者也常有类似本病的损害，须引起高度重视。

（二）临床表现

1. 好发人群常发生于青壮年，以男性吸烟者多见。在不发达国家或贫困地区亦可发生于极度营养不良或患麻疹、黑热病等急性传染病的儿童。

2. 病程本病起病急，病程较短，常为数天至 1 ~ 2 周。

3. 以龈乳头和龈缘的坏死为其特征性损害：①初起时龈乳头充血水肿，在个别牙龈乳头的顶端发生坏死性溃疡，上覆有灰白色污秽的坏死物，去除坏死物后可见牙龈乳头的颊、舌侧尚存，而中央凹下如火山口状。早期轻型患者应仔细检查龈乳头的中央，以免漏诊。龈乳头被破坏后与龈缘成一直线，如刀切状。②病变迅速沿牙龈边缘向邻牙扩展，使龈缘如虫蚀状，坏死区出现灰褐色假膜，易于擦去，去除坏死组织后，其下为出血创面。③病损以下前牙多见。病损一般不波及附着龈。

4. 患处牙龈极易出血患者常诉晨起时枕头上有血迹，口中有血腥味，甚至有自发性出血。

5. 疼痛明显急性坏死性溃疡性龈炎的患者常诉有明显疼痛感，或有牙齿撑开感或胀痛感。

6. 有典型的腐败性口臭由于组织的坏死，患者常有特殊的腐败性恶臭。

7. 全身症状重症患者可有低热，疲乏等全身症状，部分患者下颌下淋巴结可肿大，有压痛。

8. 坏死物涂片检查，可见大量梭形杆菌和螺旋体。

9. 急性期如未能及时治疗且患者抵抗力低时，坏死还可波及与牙龈病损相对应的唇、颊侧黏膜，而成为坏死性龈口炎。在机体抵抗力极度低下者还可合并感染产气荚膜杆菌，使面颊部组织迅速坏死，甚至穿孔，称为"走马牙疳"。此时患者有全身中毒症状甚至导致死亡。

10. 若在急性期治疗不彻底或反复发作可转为慢性坏死性龈炎。其主要临床表现为牙龈乳头严重破坏，甚至消失，乳头处的龈高度低于龈缘高度，呈反波浪状，牙龈乳头处颊舌侧牙龈分离，甚至可从牙面翻开，其下的牙面上有牙石和软垢，牙龈一般无坏死物。

（三）诊断

1. 起病急、病程短、自发性出血、疼痛。

2. 牙龈边缘及龈乳头顶端出现坏死，受累黏膜形成不规则形状的坏死性深溃疡，上覆灰黄或灰黑色假膜。

3. 具有典型的腐败性口臭，唾液增多并黏稠。

4. 坏死区涂片可见到大量梭状杆菌和螺旋体. 这有助于确诊。

5. 实验室检查：①外周血白细胞总数和中性粒细胞显著增多。②涂片检查可见大量梭状杆菌和螺旋体。③组织病理改变为非特异性炎症改变，上皮破坏，有大量纤维素性渗出，坏死上皮细胞、多形核白细胞及多种细菌和纤维蛋白形成假膜。固有层有大量炎症细胞浸润。基层水肿变性，结缔组织毛细血管扩张。

6. 其他辅助检查：必要时做胸片，B超等检查，注意除外其他感染性疾病。

（四）鉴别诊断

1. 慢性龈炎：病程长，为慢性过程，无自发痛。一般无自发性出血，牙龈无坏死，无特殊的腐败性口臭。

2. 疱疹性龈（口）炎：为单纯疱疹病毒感染所致，好发于 6 岁以下儿童。起病急，开始有 1 ~ 2 天发热的前驱期。牙龈充血水肿波及全部牙龈而不局限于龈缘和龈乳头。典型的病变表现为牙龈和口腔黏膜发生成簇状小水疱，溃破后形成多个小溃疡或溃疡互相融合。假膜不易擦去，无组织坏死，无腐败性口臭。病损可波及唇和口周皮肤。

3. 急性白血病：该病的牙龈组织中有大量不成熟的血细胞浸润，使牙龈有较大范围的明显肿胀、疼痛，并伴有坏死。有自发性出血和口臭，全身有贫血和衰竭表现。血象检查白细胞计数明显升高并有幼稚血细胞，这是该病诊断的重要依据。当梭形杆菌和螺旋体大量繁殖时，可在白血病的基础上伴发坏死性龈炎。

4. 艾滋病：患者由于细胞免疫和体液免疫功能低下，常由各种细菌引起机会性感染，可合并坏死性龈炎，并可发生坏死性牙周炎，坏死病损可延及深层牙周组织，引起牙槽骨吸收、牙周袋形成和牙齿松动。坏死性牙周炎大多见于艾滋病患者。

（五）治疗

1. 去除局部坏死组织。急性期应首先轻轻去除牙龈乳头及龈缘的坏死组织，并初步去除大块的龈上牙石。

2. 局部使用氧化剂。1%～3%过氧化氢溶液局部擦拭、冲洗和反复含漱，有助于去除残余的坏死组织。当过氧化氢遇到组织和坏死物中的过氧化氢酶时，能释放出大量的新生态氧，能杀灭或抑制厌氧菌。必要时，在清洁后的局部可涂布或贴敷抗厌氧菌的制剂。

3. 全身药物治疗。全身给予维生素 C，蛋白质等支持疗法。重症患者可口服甲硝唑或替硝唑等抗厌氧菌药物 2～3 天，有助于疾病的控制。

4. 及时进行口腔卫生指导。立即更换牙刷，保持口腔清洁，指导患者建立良好的口腔卫生习惯，以防复发。

5. 对全身性因素进行矫正和治疗。

6. 急性期过后的治疗急性期过后，对原已存在的慢性牙龈炎或牙周炎应及时治疗，通过洁治和刮治术去除菌斑、牙石等一切局部刺激因素，对外形异常的牙龈组织，可通过牙龈成形术等进行矫正，以利于局部菌斑控制和防止复发。

（六）预防

1. 合理喂养，增强体质。

2. 养成口腔卫生的好习惯，对于体弱儿、久病儿，特别在牙齿萌出期间，更要加强口腔护理。

3. 及时更换新的牙刷、牙具等，以有效防止本病发生。

4. 遗留牙龈残损等须进一步口腔治疗。

5. 积极治疗全身系统疾病。

（七）护理

1. 健康教育。对患者给予细致的口腔卫生指导，掌握口腔保健的方法。

2. 帮助患者树立起信心，解除焦虑、恐惧心理。

3. 制订随访计划，定期检查能保证早发现、早治疗。

4. 合理喂养，增强体质，有效防止本病发生。

五、增生性龈炎

（一）病因

1. 青少年时期由于组织生长旺盛，对菌斑、牙石、食物嵌塞、邻面龋、咬合异常、不良修复体、正畸装置等局部刺激易发生增殖性反应。

2. 口腔卫生习惯不良，口呼吸、内分泌改变等诸因素，使牙龈对局部刺激的敏感性增加，因而易患本病。

（二）临床表现

1. 早期表现以上、下前牙唇侧牙龈的炎症性肿胀为主，牙龈呈深红或暗红色，松软光亮，探之易出血。龈缘肥厚，龈乳头呈球状增生，甚至盖过部分牙面。

2. 使龈沟深度超过 3 mm，形成龈袋或假性牙周袋。

3. 按压龈袋表面，可见溢脓。自觉症状较轻，有牙龈出血、口臭或局部胀、痒感觉。

4. 病程较长者，牙龈的炎症程度减轻，龈乳头和龈缘呈坚韧的实质性肥大，质地较硬而有弹性。

（三）诊断

根据发病年龄，部位以及牙龈形态及色泽、质地的变化，有龈袋形成，可做出诊断。

（四）治疗原则

去除局部刺激因素，施行洁治术。口呼吸患者应针对原因进行治疗。龈袋内可用3%过氧化氢液冲洗，放碘制剂。牙龈纤维增生的部分，可施行牙龈成形术，以恢复生理外形。

（五）预防

注意口腔卫生，掌握正确的刷牙方法，纠正不良的习惯。

（六）护理

口腔卫生宣教、指导。

六、药物性牙龈增生

（一）病因

1. 长期服用抗癫痫药苯妥英钠，可使原来已有炎症的牙龈发生纤维性增生。服药者约有40%～50%，发生牙龈增生，年轻人多于老年人。但对药物引起牙龈增生的真正机理尚不十分清楚。一般认为增生的程度与口腔卫生状况和原有的炎症程度有明显关系。人类和动物实验证明：如果没有明显的刺激物和牙龈炎症，药物性牙龈增生可大大减轻或避免发生。但增生也可发生于无局部刺激物的牙龈。

2. 环孢素和硝苯地平也可引起药物性牙龈增生。环孢素为免疫抑制剂，常用于器官移植或某些自身免疫病患者。据报道，服此药者约有30%～50%发生牙龈纤维增生。与硝苯地平联合应用时，牙龈增生的发生率为51%。硝苯地平为钙通道阻断剂，对高血压、冠心病患者具有扩张周围血管和冠状动脉的作用。

3. 局部刺激因素虽不是药物性牙龈增生的原发因素，但菌斑、牙石、食物嵌塞等引起的龈炎能加速病情的发展。

（二）临床表现

1. 苯妥英钠所致的牙龈增生一般开始于服药后1～6个月。

2. 增生起始于唇颊侧或舌腭侧龈乳头和边缘龈，呈小球状突起于牙龈表面。

3. 增生的乳头继续增大相连，覆盖部分牙面，严重时波及附着龈。龈乳头可呈球状、结节状或桑葚状。

4. 增生的牙龈组织质地坚韧，略有弹性，呈淡粉红色，一般不易出血。

5. 局部无自觉症状，无疼痛。

6. 严重增生的牙龈可影响口唇闭合而致口呼吸，菌斑堆积，合并牙龈炎症。

7. 药物性牙龈增生常发生于全口牙龈，但以前牙区较重，增生的牙龈常将上前牙区牙挤压移位。

8. 牙龈增生只发生于有牙区，拔牙后，增生的牙龈组织可自行消退。

（三）诊断

1. 应仔细询问全身病史。

2. 根据牙龈实质性增生的特点以及长期服用上述药物史可作诊断。

（四）鉴别诊断

1. 遗传性牙龈纤维瘤病此病无长期服药史但可有家族史，牙龈增生范围广泛，程度重。

2. 增生性龈炎一般炎症较明显，好发于前牙的唇侧，增生程度较轻，覆盖牙冠一般不超过1/3，有明显的局部刺激因素，无长期服药史。

（五）治疗

1. 停药或更换其他药物是最根本的治疗，但患者的全身病情往往不允许，因此可在内科医生的协助下，采取药物交替使用等方法，以减轻副作用。

2. 去除局部刺激因素作洁治术以消除菌斑、牙石。用3%过氧化氢液冲洗龈袋，在袋内放入药膜或碘制剂，并给以抗菌含漱剂。

3. 在全身病情稳定时，可进行手术切除并修整牙龈外形。但术后若不停药和保持口腔卫生，仍易复发。

（六）预防

对于需长期服用苯妥英钠、环孢素等药物者，应在开始用药前先检查口腔；消除一切可引起龈炎的刺激因素，并教会患者控制菌斑保持口腔卫生的方法，积极治疗原有的龈炎，将能减少本病的发生。

（七）护理

1. 口腔卫生宣教、指导。

2. 服药期间要认真刷牙、注意口腔卫生、半年清洁一次牙齿。

3. 制订随访计划，定期检查能保证早发现、早治疗。

七、牙龈瘤

（一）病因

1. 菌斑、牙石、食物嵌塞或不良修复体等的刺激而引起局部长期的慢性炎症，致使牙龈结缔组织形成反应性增生物。

2. 妇女怀孕期间内分泌改变容易发生牙龈瘤，分娩后则缩小或停止生长。

（二）临床表现

女性患者较多，青年及中年为常见。多发生于唇、颊侧的牙龈乳头处，为单个牙。肿块呈圆或椭圆形，一般直径由几毫米至 1 ～ 2 cm。肿块可有蒂如息肉状，一般生长较慢。

较大的肿块可被咬破感染。还可发生牙槽骨壁的破坏，X 线片可见骨质吸收、牙周膜间隙增宽现象。牙可能松动、移位。

（三）诊断

根据上述临床表现诊断并不困难，病检有助于确诊牙龈瘤的类型。

（四）治疗

彻底的手术切除。将肿块连同骨膜完全切除，并凿去基底部位的牙槽骨，刮除相应部位的牙周膜组织，以防止复发。

（五）预防

1. 要养成良好的口腔卫生习惯。

2. 发现病情早去医院治疗牙龈炎、牙周炎等口腔疾病，就能有效地预防牙龈瘤的发生。

3. 女性妊娠期要注意保持口腔卫生，通常在妊娠期过后，牙龈瘤就缩小或停止生长。

（六）护理

1. 口腔卫生宣教、指导。

2. 术后保护伤口，不要食硬物，24 h 内不要刷牙、漱口。不要吃辛辣、刺激性食物。

3. 漱口水含漱，防止感染。

4. 牙龈症状明显的孕妇，应及时到医院请医生治疗，而不要随意服用药物，以免对胎儿造成不良影响。

八、急性龈乳头炎

（一）病因

牙龈乳头受到机械或化学的刺激，是引起急性龈乳头炎的直接原因。

1. 食物嵌塞造成牙龈乳头的压迫及食物发酵产物的刺激可引起龈乳头的急性炎症。

2. 不适当地使用牙签或其他器具剔牙，过硬、过锐食物刺伤，邻面龋尖锐边缘的刺激也可引起急性龈乳头炎。

3. 充填体的悬突、不良修复体的边缘、义齿的卡环尖以及不良的松牙固定等均可刺激龈乳头，造成龈乳头的急性炎症。

（二）临床表现

1. 局部牙龈乳头发红肿胀，探触和吸吮时易出血，有自发性的胀痛和明显的探触痛。

2. 女性患者常因在月经期而疼痛感加重。

3. 有时疼痛可表现为明显的自发痛和中等度的冷热刺激痛，易与牙髓炎混淆。

4. 如与食物嵌塞有关，常表现为进食后疼痛更明显。

5. 检查可见龈乳头鲜红肿胀，探触痛明显，易出血，有时局部可查到刺激物，牙可有轻度叩痛，这是因为龈乳头下方的牙周膜也有炎症和水肿。

（三）诊断

根据局部牙龈乳头的红肿、易出血、探触痛的表现及局部刺激因素的存在可诊断。

（四）鉴别诊断

牙髓炎：牙髓炎常表现为阵发性放射痛、夜间痛，常存在邻面深龋等引起牙髓炎的病原因素，牙髓温度检测可引起疼痛等。

（五）治疗

1. 除去邻面的牙石、菌斑、食物残渣以及其他刺激因素。

2. 用 1% ~ 3%过氧化氢溶液冲洗牙间隙，然后敷以碘制剂、抗生素等。

3. 急性炎症消退后，充填邻面龋和修改不良修复体等。

（六）预防

1. 要养成良好的口腔卫生习惯及饮食习惯。

2. 发现病情早去医院治疗。

3. 充填及修复时要认真仔细。

4. 正确使用牙线。

（七）护理

1. 口腔卫生宣教、指导，向患者解释口腔保健的重要性。

2. 指导患者掌握正确刷牙及使用牙线的方法。

微信扫码
◆ 临床科研
◆ 医学前沿
◆ 临床资讯
◆ 临床笔记

第八章
常见急重症护理

第一节 休克的护理

休克（Shock）即由于各种严重创伤、失血、感染等导致神经体液因子失调，心输出量及有效循环血容量不足，微循环灌注量明显下降，因而无法维持重要生命脏器的灌流，以致缺血、缺氧、代谢紊乱等引起一系列病理、生理变化的综合征。休克的原因很多，有效循环血容量锐减是其共同特点。

一、休克分类

休克可因病因不同分为以下 6 种。

1. 低血容量休克：包括失血、失液、烧伤、过敏、毒素、炎性渗出等。

2. 创伤性休克：创伤后除血液丢失外，组织损伤大量液体的渗出，毒素的分解释放、吸收，以及神经疼痛因素等，都可导致休克。

3. 感染性休克：多见于严重感染，体内毒素产物吸收所致等。

4. 心源性休克：见于急性心肌梗死，严重心肌炎，心律失常等。

5. 过敏性休克：为药物或免疫血清等过敏而引起。

6. 神经源性休克：见于外伤，骨折和脊髓麻醉过深等。

二、休克病理机制

各种原因引起的休克虽各有特点，但最终导致的生理功能障碍大致相同，有效循环血容量不足是重要因素，心输出量下降是直接过程，血管床的容积扩大，微循环瘀血，器官功能障碍是最终结果。

1. 休克早期又称缺血性缺氧期：此期实际上是机体的代偿期，微循环受休克动因的刺激，使儿茶酚胺、血管紧张素、加压素、TXA 等体液因子大量释放，导致末梢小动脉、微循环、毛细血管前括约肌、微静脉持续痉挛，使毛细血管前阻力增加，大量真毛细血管关闭，故循环中灌流量急剧减少。上述变化使血液重新分布，以保证心脏等重要脏器的血供，故具有代偿意义。随着病情的发展，某些血管中的微循环动静脉吻合支开放，使部分微循环血液直接进入微静脉（直接通路）以增加回心血量。此期患者表现为精神紧张，烦躁不安，皮肤苍白、多汗，呼吸急促，心率增速，血压正常或偏高，如立即采取有效措施容易恢复，若被忽视，则病情很快恶化。

2. 休克期又称瘀血期或失代偿期：此期系小血管持续收缩，组织明显缺氧，经无氧代谢后大量乳酸堆积，毛细血管前括约肌开放，大量血液进入毛细血管网，造成微循环瘀血，血管通透性增强，大量血浆外渗，此外，白细胞在微血管上黏附，微血栓形成，使回心血量明显减少，故血压下降，组织细胞缺氧及血管受损加重。除儿茶酚胺，血管升压素等体液因素外，白三烯（LTS）纤维连接素（Fn），肿瘤坏死因子（TNF），白介素（TL），氧自由基等体液因子均造成细胞损害，也为各种原因休克的共同规律，被称为"最后共同通路"。临床表现为表情淡漠，皮肤黏膜发绀，中心静脉压降低，少尿或无尿，及一些脏器功能障碍的症状。

3. 休克晚期又称 DIC 期：此期指在毛细血管瘀血的基础上细胞缺氧更重，血管内皮损伤后胶原暴露，血小板聚集，促发内凝及外凝系统，在微血管形成广泛的微血栓，细胞经持久缺氧后胞膜损伤，溶酶体释放，细胞坏死自溶，并因凝血因子的消耗而播散出血，同时，因胰腺、肝、肠缺血后分别产生心肌抑制因子（MDF）、血管抑制物质（VDM）及肠因子等物质，最终导致重要脏器发生严重损伤，功能衰竭，此为休克的不可逆阶段。

三、主要临床表现

1. 意识和表情：休克早期，脑组织血供尚好，缺氧不严重，神经细胞反应呈兴奋状态，患者常表现为烦躁不安。随着病情的发展，脑细胞缺氧加重，患者的表情淡漠，意识模糊，晚期则昏迷。

2. 皮肤和肢端温度：早期因血管收缩口唇苍白，四肢较冷、潮湿。后期因缺氧或瘀血口唇发绀，颈静脉萎缩，甲床充盈变慢。

3. 血压：是反映心输出压力和外周血管的阻力，不能代表组织的灌流情况。在休克早期，由于外周血管阻力增加，可能有短暂的血压升高现象，此时舒张压升高更为明显，心输出量低，收缩压相对减低，因而脉压减小，这是休克早期较为恒定的血压变化，只有代偿不全时，才出现血压下降。

4. 脉搏：由于血压低，血容量不足，心搏代偿增快，以维持组织灌流，但由于每次心搏出量都较少，这样更加重心肌缺氧，心肌收缩乏力，所以在临床常常是脉搏细弱。

5. 呼吸：多由缺氧和代谢性酸中毒引起呼吸浅而快，晚期由于呼吸中枢受抑制，呼吸深而慢甚至不规则。

6. 尿量：早期是肾前性，尿量减少反映血容量不足，肾血灌注不足，后期有肾实质性损害，不但少尿，重者可发生无尿。

以上为各类休克共同的症状和体征，临床上战创伤休克突出的表现有"5P"。即皮肤苍白（pallor），冷汗（prespiration），虚脱（prostration），脉搏细弱（pulselessness），呼吸困难（pulmonary deficiency）。

四、病情评估

评估的目的是根据临床各项资料，及早发现休克的前期表现及病情的变化情况，为休克的早期诊治争取有利时机。

1. 病情判断

（1）病史收集：重点了解休克发生的时间、程度、受伤史、伴随症状；是否进行抗休克治疗；目前的治疗情况等。

（2）实验室检查：需测量以下数据。

①测量红细胞计数，血红蛋白和血细胞比容，可了解血液稀释或浓缩的程度。

②测量动脉血气分析和静脉血二氧化碳结合力，帮助了解休克时酸碱代谢变化的过程和严重程度。

③测定动脉血乳酸含量，反映细胞内缺氧的程度，也是判断休克预后的一个重要指标，正常值为 1.3 mmol/L。

④测定血浆电解质，有助于判断休克时机体内环境与酸碱平衡是否稳定。

⑤测定肝、肾功能，有助于了解休克状态下肝肾等重要脏器的功能。

⑥测定血小板计数，凝血酶原时间与纤维蛋白原以及其他凝血因子等，有助于了解是否有发生 DIC 的倾向。

（3）失血量的估计可通过以下 3 种方法估计

①休克指数：脉率 / 收缩压，正常值 0.5 左右。休克指数为 1，失血量约 1 000 mL；指数为 2，失血量约 2 000 mL。

②收缩压 10.7 kPa（80 mmHg）以下，失血量为 1 500 mL 以上。

③凡有以下一种情况，失血量约 1 500 mL 以上：a. 苍白口渴。b. 颈外静脉塌陷。c. 快速输入平衡

液 1 000mL，血压不回升。d. 一侧股骨开放性骨折或骨盆骨折。

（4）休克程度估计：临床上可将休克分为轻、中、重三度（表 8-1）。

表 8-1 休克的程度估计

休克程度	估计出血量（ml）（占全身血容量 %）	皮肤温度	肤色	口渴	神志	血压（mmHg）	脉搏（次 / 分）	血细胞比容	中心静脉压
休克前期	760（<15%）	正常	正常	轻	清楚	正常或增高	正常或略快	0.42	正常
轻度休克	1 250（15% ~ 25%）	发凉	苍白	轻	神志清楚，精神紧张	90 ~ 100/60 ~ 70	100 ~ 120	0.38	降低
中度休克	1 750（25% ~ 35%）	发凉	苍白	口渴	神志尚清楚，表情冷淡	60 ~ 90/40 ~ 60	> 120	0.34	明显降低
重度休克	2250（35% ~ 45%）	冷湿	发绀	严重口渴	意志模糊，甚至昏迷	40 ~ 60/15 ~ 40	> 120	< 0.3	0

（5）休克早期诊断：休克早期表现为：①神志恍惚或清醒而兴奋。②脉搏 >100 次 / 分，或异常缓慢。③脉压 2.6 ~ 4.0 kPa（<20 ~ 30 mmHg）。④换气过度。⑤毛细血管再充盈时间延长。⑥尿量 <30 mL/h（成人）。⑦直肠与皮温差 3℃以上。若以上一项须警惕，两项以上即可诊断。

有明确的受伤史和出血征象的伤员出现休克，诊断为休克并不困难。对伤情不重或无明显出血征象者，可采用一看（神志、面色），二摸（脉搏、肢温），三测（血压），四量（尿量），等综合分析。

2. 临床观察

（1）神志状态：反映中枢神经系统血流灌注情况，患者神志清楚，反应良好表示循环血量已能满足机体需要。休克早期可表现为兴奋状态，随着休克程度的加重，可转为抑制状态，甚至昏迷。

（2）肢体温度、色泽：肢体温度和色泽能反映体表灌流的情况，四肢温暖，皮肤干燥，轻压指甲或口唇时局部暂时苍白而松压后迅速转为红润，表示外周循环已有改善，黏膜由苍白转为发绀，提示进入严重休克；出现皮下瘀斑及伤口出血，提示 DIC 的可能。

（3）体温不升或偏低：但发生感染性休克时，体温可高达 39℃。

（4）脉搏：休克时脉搏细速出现在血压下降之前，是判断早期休克血压下降的可靠依据。

（5）呼吸浅而快，伴有酸中毒时呼吸深而慢。晚期可出现进行性呼吸困难。

（6）尿量：观察尿量就是观察肾功能的变化，它是反映肾脏毛细血管灌注的有效指标，也是反映内脏血流灌注情况的一个重要指标。早期肾血管收缩，血容量不足，可出现尿量减少；晚期肾实质受损，肾功能不全，少尿加重，甚至出现无尿。

（7）血压与脉压，观察血压的动态变化对判断休克有重要作用。休克早期由于外周血管代偿性收缩，血压可暂时升高或不变，但脉压减小；失代偿时，血压进行性下降。脉压是反映血管痉挛程度的重要指标。脉压减小，说明血管痉挛程度加重，反之，说明血管痉挛开始解除，微循环趋于好转。

五、治疗

由于休克可危及生命，应紧急采取有效的综合抢救措施以改善血管的组织灌流，防止生命攸关的器官发生不可逆的损害，其治疗原则必须采取综合疗法，尽早去除病因，及时、合理、正确地选用抗休克药物，以尽快恢复有效循环血量，改善组织灌流，恢复细胞功能。

1. 紧急处理和急救

对心跳、呼吸停止者立即行心肺复苏术。对严重的战创伤者采取边救治边检查边诊断或先救治后诊断的方式进行抗休克治疗。同时采取：

（1）尽快建立 2 条以上静脉通道补液和血管活性药。

（2）吸氧，必要时气管内插管和人工呼吸。

（3）监测脉搏、血压、呼吸、中心静脉压、心电图等生命体征及测量指标。

（4）对开放性外伤立即行包扎、止血和固定。

（5）镇痛，肌内注射或静注吗啡 5 ~ 10 mg，但严重颅脑外伤，呼吸困难，急腹症患者在诊断未明时禁用。

（6）尽快止血：一般表浅血管或四肢血管出血，可能采用压迫止血或止血带方法进行暂时止血，待休克纠正后再行根本性止血；如遇内脏破裂出血，可在快速扩容的同时积极进行手术止血。

（7）采血标本送检，查血型及配血。

（8）留置导尿管监测肾功能。

（9）全身检查，以查明伤情，必要时进行胸、腹腔穿刺和做床旁 B 超，X 线摄片等辅助检查明确诊断，在血压尚未稳定前严禁搬运患者。

（10）对多发伤原则上按胸、腹、头、四肢顺序进行处置。

（11）确定手术适应证，做必要术前准备，进行救命性急诊手术，如气管切开，开胸心脏按压，胸腔闭式引流，剖腹止血手术等。

（12）适当的体位，取休克位即头和腿部各抬高 30°，以增加回心血量及减轻呼吸时的负担，要注意保暖。

（13）向患者或陪伴者询问病史和受伤史做好抢救记录。

2. 液体复苏

（1）复苏原则：休克液体复苏分为 3 个阶段，根据各阶段的病理、生理特点采取不同的复苏原则与方案。

①第一阶段为活动性出血期：从受伤到手术止血约 8 h，此期的重要病理生理特点是急性失血（失液）。治疗原则主张用平衡盐液和浓缩红细胞复苏，比例为 2.5∶1，不主张用高渗盐液，全血及过多的胶体溶液复苏，不主张用高渗溶液是因为高渗溶液增加有效循环血容量升高血压是以组织间液、细胞内液降低为代价的，这对组织细胞代谢是不利的，不主张早期用全血及过多的胶体是为了防止一些小分子蛋白质在第二期进入组织间，引起过多的血管外液体扣押，同时对后期恢复不利，如患者大量出血，血色素很低，可增加浓缩红细胞的输注量。

②第二阶段为强制性血管外液体扣押期：历时 1 ~ 3 d。此期的重要病理生理特点是全身毛细血管通透性增加，大量血管内液体进入组织间，出现全身水肿，体重增加。此期的治疗原则是在心肺功能耐受情况下积极复苏，维持机体足够的有效循环血量。同样此期也不主张输注过多的胶体溶液，特别是清蛋白。此期关键是补充有效循环血量。

③第三阶段为血管再充盈期：此期集体功能逐渐恢复，大量组织间液回流入血管内。此期的治疗原则是减慢输液速度，减少输液量。同时在心肺功能监护下可使用利尿剂。

（2）复苏液体选择：一个理想的战创伤复苏液体应满足以下几个要素：a. 能快速恢复血浆容量，改善循环灌注和氧供。b. 有携氧功能。c. 无明显不良反应，如免疫反应等。d. 易储存、运输，且价格便宜。

①晶体液：最常用的是乳酸钠林格液，钠和碳酸氢根的浓度与细胞外液几乎相同，平衡盐溶液和生理盐水等也均为常用。

扩容需考虑 3 个量，即失血量，扩张血管内的容积，丢失的功能细胞外液，后者必须靠晶体纠正，休克时宜先输入适量的晶体液以降低血液黏稠度，改善微循环。但由于晶体液的缺陷在于它不能较长时间停留在血管内以维持稳定的血容量，输入过多反可导致组织水肿，故应在补充适量晶体液后应补充适量的胶体液如清蛋白、血浆等。

②胶体液：常用的有 706 代血浆，中分子右旋糖酐，全血，血浆，清蛋白等，以全血为最好。全血有携氧能力，对失血性休克改善贫血和组织缺氧特别重要。补充血量以维持人体血细胞比容 0.30 左右为理想，但胶体液在血管内只维持数小时，同时用量过大可使组织间液过量丢失，且可发生出血倾向，常因血管通透性增加而引起组织水肿。故胶体输入量一般为 1 500 ~ 2 000 mL。中度和重度休克应输一部分全血。右旋糖酐 40 也有扩容，维持血浆渗透压，减少红细胞凝聚及防治 DIC 的作用。但它可干扰血型配合和凝血机制，对肾脏有损害，且可引起变态反应，故不宜大量应用，每天 500 ~ 1 000 mL 即可。晶体

液体和胶体液他们有各自的优势，也有自己的不足（表 8-2）。

表 8-2 几种复苏液体的优劣

种类	常见液体	适应证	优点	不足
晶体液	生理盐水林格氏液 7.5%NaCl 溶液	低血容量休克，脱水	等渗，易储存，价格便宜	输入量多，为失血量的 3 倍，易致血液稀释水肿、凝血功能障碍，过量使用有高氯血症危险
		失血性休克	小量高效，有增加心肌收缩力作用，作用时间长于生理盐水	
高渗盐胶体混合液	高渗盐右旋糖酐（HSD）、高渗盐羟乙基淀粉	失血性休克	小量高效，有增加心肌收缩力作用、作用时间长于生理盐水，高渗盐羟乙基淀粉小量高效	过量使用有高氯血症危险，影响凝血功能，有过敏反应，影响配血
胶体液	清蛋白、右旋糖酐、6% 羟乙基淀粉、明胶基质液	失血性休克	扩容作用强，1：1 替代血液，作用时间较长	清蛋白过量使用，漏入组织，影响组织功能；其他影响凝血功能，有过敏反应，影响配血
血液		出血	携氧	储存，血型，交叉配血，输血反应，感染，免疫原性
血代	血红蛋白溶液、氟碳代血液	出血	易储存，无血型	仅在实验阶段

（3）液体补充量：常为失血量的 2～4 倍，不能失多少补多少。晶体与胶体比例 3：1。中度休克者输全血 600～800 mL，当血球比积低于 0.25 或血红蛋白低于 60 g/L 时应补充全血。

（4）补液速度：原则是先快后慢，第一个 30 min 输入平衡液 1 500 mL，右旋糖酐 500 mL，如休克缓解可减慢输液速度，如血压不回升，可再快速输注平衡液 1 000 mL，如仍无反应，可输全血 600～800 mL，或用 7.5% 盐水 250 mL，其余液体在 6～8 h 内输入。在抢救休克患者时，不仅需要选择合适的液体，还需以适当的速度输入，才能取得满意的效果，然而，快速输液的危险性易引起急性左心衰竭和肺水肿，故必须在输液的同时监测心脏功能，常用的方法是监测中心静脉压（CVP）与血压或肺动脉楔压（PAWP）。

（5）监测方法：临床判断补液量主要靠监测血压、脉搏、尿量、中心静脉压、血细胞比容等。有条件应用 Swan-Ganz 导管行血流动力学监测。循环恢复灌注良好指标为尿量 300 mL/h；收缩压 >13.3 kPa（100 mmHg）；脉压 >4 kPa（30 mmHg）；中心静脉压为 0.5～1 kPa（5.1～10.2 mmHg）。

3. 抗休克药物的应用

（1）缩血管药物与扩血管药物的应用：缩血管药物可以提高休克伤员的血压，以受体兴奋为主的去甲肾上腺素 3 mg 左右或间羟胺（阿拉明）10～20 mg，加在 500 mL 液体内静脉滴注，维持收缩压在 12～13.3 kPa（90～100 mmHg）左右为宜，如组织灌注明显减少，仅为权宜之计，仅用于血压急剧下降，危及生命时，应尽快输血输液恢复有效血容量。

扩血管药物可在扩容的基础上扩张血管以增加微循环血容量，常用的有：异丙肾上腺素，多巴胺，妥拉唑啉，山莨菪碱，硝普钠等，尤其适用于晚期休克导致心力衰竭的伤员。

血管活性药物必须在补足血容量的基础上使用，应正确处理血压与组织灌注流量的关系。血管收缩剂虽可提高血压，保证心脑血流供应，但血管收缩本身又会限制组织灌流，应慎用。血管扩张剂虽使血管扩张血流进入组织较多，但又会引起血压下降，影响心脑血流供应。在使用时应针对休克过程的特点灵活应用。例如使用适量的阿拉明等既有 α 受体，又有 β 受体作用的血管收缩剂，维持灌流压，同时使用小剂量多巴胺维持心、脑、肾血流量是较为合理而明智的。

（2）肾上腺皮质激素：肾上腺皮质激素可改善微循环，保护亚细胞结构，增强溶酶体膜的稳定性，并有抗心肌抑制因子的作用，严重休克时主张大剂量、早期、静脉、短期使用肾上腺皮质激素。常用甲基强的松龙，每次 200～300 mg；地塞米松，每次 10～20 mg；氢化可的松，每次 100～200 mg，隔 4～6 h 静脉注射 1 次。应注意的是大剂量糖皮质激素会使机体抗感染能力下降，延迟伤口愈合，促进应激性溃疡的发生，故应限制用药时间，一般为 48～72 h，有糖尿病或消化道溃疡出血危险者应慎用。

（3）盐酸钠洛酮：盐酸钠洛酮具有阻断 β 内啡肽的作用，可使休克时血压回升，起到良好的抗休克作用。此外，它还能稳定溶酶体膜，抑制心肌抑制因子，增加心输出量。其主要的不良反应为疼痛，一定程度上限制了休克的治疗。

4. 纠正酸中毒和电解质紊乱 酸中毒贯穿于休克的始终，因此，应根据病理生理类型结合持续监测的血气分析，准确掌握酸中毒及电解质的异常情况，采取措施。

（1）代谢性酸中毒缺碱 $HCO_3^->5$ mmol/L 时，常非单纯补液能纠正，应补充碱性药物，常用的药物为碳酸氢钠，乳酸钠和氨丁三醇。

（2）呼吸性酸中毒合并代谢性酸中毒：一般暂不需要处理，若同时伴有血中标准碳酸盐（SB）和 pH 值增高时则需要处理。对气管切开或插管的患者，可延长其外管以增加呼吸道的无效腔，使 PCO_2 增至 4 kPa（30 mmHg）以上以降低呼吸频率。

（3）呼吸性酸中毒常为通气不足并发症进行性充血性肺不张所致，应早清理气道以解除呼吸道梗阻，及早行气管切开术，启用人工呼吸器来维持潮气量 12 ~ 15 mL/kg，严重时应采用呼气末正压呼吸（PEEP）。

休克时酸中毒重要是乳酸聚积引起的乳酸性酸中毒，故二氧化碳结合力作为判定酸中毒和纠正酸中毒的指标可能更为合理，也可采用碱剩余计算补碱量，计算公式如下。

所需补碱量 =（要求纠正的二氧化碳结合力 – 实测的二氧化碳结合力）× 0.25 × 千克体重

所需补碱量 =（2.3– 实测碱剩余值）× 0.25 × 千克体重

由于缺氧和代谢性酸中毒，容易引起细胞内失钾，尽管血钾无明显降低，但机体总体仍缺钾，因此应在纠酸的同时补钾。

5. 对症治疗

（1）改善心功能：由于各类休克均有不同程度的心肌损害，除因急性心肌梗死并发休克者外，当中心静脉压和肺动脉楔压升高时可考虑使用洋地黄强心药，并应注意合理补液，常用药为毛花苷 C（西地兰）0.2 ~ 0.4 mg 加入 25% 葡萄糖液 20 mL 内，静脉缓慢推注。

（2）DIC 的防治：DIC 的治疗原则以积极治疗原发病为前提，改善微循环应尽早使用抗凝剂以阻止 DIC 的发展。常用的药物为肝素。此药物可阻止凝血酶原转变为凝血酶，从而清除血小板的凝集作用，DIC 诊断一经确定，即应尽早使用，用量为 0.5 ~ 1 mg/kg，加入 5% 葡萄糖液 250 mL 中，静脉滴注每 4 ~ 6 h 1 次。以便凝血时间延长至正常值的 1 倍（即 20 ~ 30 min）为准。

（3）氧自由基清除剂：休克时组织缺氧可产生大量氧自由基（OFR），它作用于细胞膜的类脂，使其过氧化而改变细胞膜的功能，并能使中性白细胞凝聚造成微循环的损害。在休克使用的 OFR 清除剂有：超氧化物歧化酶（superoxide dismutase，SOD），过氧化氢酶（CAT），维生素 C 和 E，谷胱甘肽与硒等。

（4）抗休克裤：它能起到"自身输血"作用，自身回输 750 ~ 1 000 mL 的储血，以满足中枢循环重要脏器的血供。同时还有固定骨折、防震，止痛及止血的作用，一般充气维持在 2.7 ~ 5.3 kPa（20 ~ 40 mmHg）即可，是战时现场休克复苏不可缺少的急救设备。

（5）预防感染：休克期间人体对感染的抵抗力降低，同时还可以发生肠道细菌易位，肠道内的细菌通过肠道细菌屏障进入人体循环引起全身感染等。对严重挤压伤或多处伤，合并胸腹部创者应在抢救开始即开始早期大剂量应用抗生素，预防损伤部位感染。

六、监护

1. 一般情况监护

观察患者有无烦躁不安，呼吸浅快，皮肤苍白，出冷汗，口渴，头晕，畏寒，休克的早期表现，加强体温，脉搏，呼吸，血压的监护，尤其要重视脉压的变化。

2. 血流动力学监测

（1）心电监测：心电改变显示心脏的即时状态。在心功能正常的情况下，血容量不足及缺氧均会导致心动过速。

（2）中心静脉压（CVP）监测：严重休克患者应及时进行中心静脉压的监测以了解血流动力学状态。中心静脉压正常值为 0.49 ~ 1.18 kPa（5 ~ 12 cmH_2O），低于 0.49 kPa（5 cmH_2O）时常提示血容量不足；>1.47 kPa（15 cmH_2O）则表示心功能不全，静脉血管床收缩或肺静脉循环阻力增加；>1.96 kPa（20 cmH_2O）时，提示充血性心力衰竭。在战伤休克情况下，应注意中心静脉压和动脉压以及尿量三者的关系，决定血容量补足与否，扩容速度快慢，右心排血功能，是否应该利尿。中心静脉压是休克情况下补液或脱水的重要指标。

（3）肺动脉楔压（PAWP）及心排量（CO）监测：肺动脉楔压有助于了解肺静脉，左心房和左心室舒张末期的压力以此反映肺循环阻力的情况；有效的评价左右心功能。为使用心肌收缩药，血管收缩剂或扩张剂等心血管药物治疗提供依据及判断疗效。肺动脉楔压正常值为 0.8 ~ 2 kPa（6 ~ 15 mmHg），增高表示肺循环阻力增高。肺水肿时，肺动脉楔压大于 3.99 kPa（30 mmHg）。当肺动脉楔压升高，即使中心静脉压无增高，也应避免输液过多，以防引起肺水肿。

心排量一般用漂浮导管，测出心血排量。休克时心排量通常降低，但在感染性休克有时较正常值增高。

（4）心脏指数监测：心脏指数指每单位体表面积的心输出量可反映休克时周围血管阻力的改变及心脏功能的情况。正常值为 3 ~ 3.5 L/（min·m^2）。休克时，心脏指数代偿性下降，提示周围血管阻力增高。

3. 血气分析监测

严重休克由于大量失血，使伤员处于缺氧及酸中毒状态，如伴有胸部伤，可以导致呼吸功能紊乱。因此，血气分析监测已成为抢救重伤员不可缺少的监测项目。随着休克加重，会出现低氧血症，低碳酸血症，代谢性酸中毒，可以多种情况复合并发出现，故而需多次反复监测血气分析才能达到治疗的目的。

4. 出凝血机制监测

严重休克时，由于大量出血，大量输液，大量输注库存血，常导致出血不止，凝血困难，出现 DIC。故应随时监测凝血酶原时间，纤维蛋白原及纤维蛋白降解产物等，帮助诊断。

5. 肾功能监测

尿量反映肾灌注情况的指标，同时也反映其他血管灌注情况，也是反映补液及应用利尿，脱水药物是否有效的重要指标。休克时，应动态监测尿量，尿比重，血肌酐，血尿素氮，血电解质等，应留置导尿管，动态观察每小时尿量，抗休克时尿量应 > 20 mL/h。

6. 呼吸功能监测

呼吸功能监测指标包括呼吸的频率，幅度，节律，动脉血气指标等，应动态监测。使用呼吸机者根据动脉血气指标调整呼吸机使用。

7. 微循环灌注的监测

微循环监测指标如下：①体表温度与肛温：正常时两者之间相差 0.5℃，休克时增至 1 ~ 3℃，两者差值越大，预后越差。②血细胞比容：末梢血比中心静脉血的血细胞比容大 3% 以上，提示有周围血管收缩，应动态观察其变化幅度。③甲皱微循环：休克时甲皱微循环的变化为小动脉痉挛，毛细血管缺血，甲皱苍白或色暗红。

七、预防

1. 对有可能发生休克的伤病员，应针对病因，采取相应的预防措施。活动性大出血者要确切止血；骨折部位要稳妥固定；软组织损伤应予包扎，防止污染；呼吸道梗阻者需行气管切开；需后送者，应争取发生休克前后送，并选用快速而舒适的运输工具，运送途中注意保暖。

2. 充分做好手术患者的术前准备，包括纠正水与电解质紊乱和低蛋白血症；补足血容量；全面了解内脏功能；选择合适的麻醉方法。

3. 严重感染患者，采用敏感抗生素，静脉滴注，积极清除原发病灶，如引流排脓等。

第二节　脑疝的护理

脑疝是由于颅内压不断增高，其自动调节机制失代偿，脑组织从压力较高区向低压区移位，部分脑组织通过颅内生理空间或裂隙疝出，压迫脑干和相邻的重要血管和神经，出现特有的临床征象，是颅内压增高的危象，也是引起患者死亡的主要原因。脑疝是脑移位进一步发展的后果，一经形成便会直接威胁中脑或延髓，损害生命中枢，常于短期内引起死亡。

一、专科护理

（一）护理要点

降低颅内压，严密观察病情变化，及时发现脑疝发生，给予急救护理。

（二）主要护理问题

1. 脑组织灌注量异常（brain perfusion abnormalities）

与颅内压增高、脑疝有关。

2. 清理呼吸道无效（ineffective airway clearance）

与脑疝发生意识障碍有关。

3. 躯体移动障碍（impaired physical mobility）

与脑疝有关。

4. 潜在并发症意识障碍、呼吸、心脏骤停。

（三）护理措施

1. 一般护理

病室温湿度适宜，定期开窗通风，光线柔和，减少人员探视。患者取头高位，床头抬高 15°～30°，做好基础护理。急救药品、物品及器械完好备用。

2. 对症护理

（1）脑组织灌注量异常的护理

①给予低流量持续吸氧。

②药物治疗颅内压增高，防止颅内压反跳现象发生。

③维持血压的稳定性，从而保证颅内血液的灌注。

（2）清理呼吸道无效的护理

①及时清理呼吸道分泌物，保持呼吸道通畅。

②舌根后坠者应抬起下颌或放置口咽通气道，以免阻碍呼吸。

③翻身后保证患者体位舒适，处于功能位，防止颈部扭曲。

④昏迷患者必要时行气管插管或气管切开，防止二氧化碳蓄积而加重颅内压增高，必要时使用呼吸机辅助呼吸。

（3）躯体移动障碍的护理

①给予每 1～2 小时翻身 1 次，避免拖、拉、推等动作。

②每日行四肢关节被动活动并给予肌肉按摩，防止肢体挛缩。

③保持肢体处于功能位，防止足下垂。

（4）潜在并发症的护理

①密切观察脑疝的前驱症状，及早发现颅内压增高，及时对症处理。

②加强气管插管、气管切开患者的护理，进行湿化气道，避免呼吸道分泌物黏稠不易排出。

③对呼吸骤停者，在迅速降颅压的基础上按脑复苏技术进行抢救，给予呼吸支持、循环支持和药物支持。

二、健康指导

（一）疾病知识指导

1. 概念

当颅腔内某一分腔有占位性病变时，该分腔的压力高于邻近分腔，由于颅压的持续增高迫使一部分脑组织向压力最小的方向移位，并被挤进一些狭窄的裂隙，造成该处脑组织、血管及神经受压，产生相应的临床症状和体征，称为脑疝。根据移位的脑组织及其通过的硬脑膜间隙和孔道，可将脑疝分为：小脑幕切迹疝（tentorial hernia），是位于幕上的脑组织（颞叶的海马回、沟回）通过小脑幕切迹被挤向幕下，

又称颞叶沟回疝；枕骨大孔疝（tonsillar hernia）是位于幕下的小脑扁桃体及延髓经枕骨大孔被挤向椎管内，又称为小脑扁桃体疝；一侧大脑半球的扣带回经镰下孔被挤入对侧分腔可产生大脑镰下疝（subfalcine herniation），又称扣带回疝。

2. 主要的临床症状

（1）小脑幕切迹疝

①颅内压增高的症状：表现为剧烈头痛及频繁呕吐，并有烦躁不安。

②意识改变：表现为意识模糊、浅昏迷以至深昏迷，对外界的刺激反应迟钝或消失。

③瞳孔改变：双侧瞳孔不等大。初起时患侧瞳孔略缩小，对光反射稍迟钝，逐渐患侧瞳孔出现散大，略不规则，直接及间接对光反射消失，但对侧瞳孔仍可正常。这是由于患侧动眼神经受到压迫牵拉所致。另外，患侧还可有眼睑下垂、眼球外斜等。如脑疝继续发展，则出现双侧瞳孔散大，对光反射消失。

④运动障碍：多发生于瞳孔散大侧的对侧，表现为肢体的自主活动减少或消失。如果脑疝继续发展，症状可波及双侧，引起四肢肌力减退或间歇性出现头颈后仰、四肢挺直、躯背过伸、角弓反张等去大脑强直症状，是脑干严重受损的特征性表现。

⑤生命体征的紊乱：表现为血压、脉搏、呼吸、体温的改变。严重时血压忽高忽低，呼吸忽快忽慢，出现面色潮红、大汗淋漓，或者面色苍白等症状。体温可高达41℃以上，也可低至35℃以下而不升，甚至呼吸、心跳相继停止而死亡。

（2）枕骨大孔疝：表现为颅内压增高、剧烈头痛、频繁呕吐、颈项强直或强迫头位等。生命体征紊乱出现较早，意识障碍、瞳孔改变出现较晚。因脑干缺氧，瞳孔可忽大忽小。由于位于延髓的呼吸中枢严重受损，呼吸功能衰竭的表现更为突出，患者早期即可突发呼吸骤停而死亡。

（3）大脑镰下疝：引起患侧大脑半球内侧面受压部的脑组织软化坏死，可出现对侧下肢轻瘫，排尿障碍等症状。

3. 脑疝的诊断

脑疝的最大危害是干扰或损害脑干功能，通过脑干受累临床表现进行诊断。由于病程短促，常常无法进行头部 CT 检查。

4. 脑疝的处理原则

（1）关键在于及时发现和处理：对于需要手术治疗的病例，应尽快进行手术治疗。患者出现典型脑疝症状时，应立即选用快速降低颅内压的方法进行紧急处理。

（2）可通过脑脊液分流术、侧脑室外引流术等降低颅内压、治疗脑疝。

（二）饮食指导

1. 保证热量、蛋白质、维生素、碳水化合物、氨基酸等摄入。

2. 注意水、电解质平衡。

3. 保持大便通畅，必要时可使用开塞露通便、服用缓泻剂或给予灌肠。

（三）用药指导

1. 遵医嘱按时、准确使用脱水利尿药物，甘露醇应快速静脉滴注，同时要预防静脉炎的发生。

2. 补充钾、镁离子等限制输液滴速药物时，要告知患者家属注意事项，合理安排选择穿刺血管。

3. 根据病情变化调整抗生素前，详细询问药物过敏史。

（四）日常生活指导

1. 意识昏迷、植物生存状态患者应每日定时翻身、叩背，保持皮肤完整性。加强观察与护理，防止压疮、泌尿系感染、肺部感染，暴露性角膜炎及废用综合征等并发症发生。

2. 肢体保持功能位，给予康复训练。

三、循证护理

脑疝是颅内高压的严重并发症。张治华对 126 例外伤性颅内血肿致脑疝患者的研究结果显示，当患者 GCS 评分从 8 分逐渐下降时，应加大脱水治疗力度，改善患者的颅内高压状态，为手术赢得时间。研

究结果显示,对于重度妊娠高血压综合征的患者,护理人员应重视观察意识、瞳孔的变化,尤其重视对应用镇静剂的患者的夜间观察,以便预防或及早发现脑疝的发生。

第三节　急腹症的护理

一、疾病介绍

急腹症(acute abdomen)是以急性腹痛为突出表现,需要早期诊断和紧急处理的急性腹部疾患的总称,包括内、外、妇、儿、神经、精神等多学科或各系统的疾病。外科急腹症具有起病急、变化多、进展快、病因复杂的特点,因此,及时、准确地对急腹症做出诊断和救护是非常重要的,一旦延误诊断,抢救不及时,就会给患者带来严重的危害,甚至危及生命。

1. 定义

急腹症(acute abdomen)是指腹腔内、盆腔和腹膜后组织和脏器发生了急剧的病理变化,从而产生以腹部的症状和体征为主,严重时伴有全身反应的腹部疾患的总称。

2. 病因

(1)功能紊乱:是指神经 – 体液调节失常而出现的脏器功能紊乱,临床表现为急性腹痛,但往往查不到形态学的改变。

(2)炎症病变:炎症是机体对于损伤的一种以防御保护为主的生物学反应,常有较明显的局部症状,全身则出现发热、白细胞计数增加以及随之而来的各系统功能变化。常见病包括:急性阑尾炎、急性腹膜炎、急性胆囊炎、输卵管炎、盆腔炎等。

(3)梗阻性疾病:梗阻是指空腔脏器及管道系统的通过障碍。急腹症中,以梗阻为主要病理变化的疾病如肠梗阻、胆道梗阻、尿路梗阻等。

(4)穿孔病变:穿孔是指空腔脏器穿破。常见的有急性胃十二指肠溃疡穿孔,肠穿孔、异物妊娠和卵巢破裂等。

(5)出血性疾病:腹内各脏器破裂出血。其机制主要是血管破裂,或毛细血管损伤而发生的渗血等。

3. 发病机制

腹痛的主要发病机制包括腹内空腔脏器阻塞、腹膜刺激、血管功能不全、黏膜溃疡、胃肠蠕动改变、包膜牵张、代谢异常、神经损伤、腹壁损伤或腹外脏器病变等。按病理生理机制主要分为3大类:内脏性腹痛、躯体性腹痛、牵涉痛,前两者是腹痛的基本原因。

(1)内脏性腹痛:大多由于空腔脏器或实质性脏器的包膜受牵张所致,其神经冲动由内脏传入纤维传入大脑中枢,产生痛感。内脏传入纤维为很细的无髓神经细胞纤维,传导速度慢,定位不准确,多为钝痛,伴反射性恶心、呕吐等特点。早期轻重不一,轻者可仅表现为含糊的不适感,重者可表现为剧痛或绞痛,可为持续性疼痛,也可为阵发性或间断性疼痛。如受累脏器与运动有关,疼痛多为间断性或阵发性、绞痛或痉挛性疼痛。为大多数内科疾病所致的急性腹痛的发病机理。

(2)躯体性腹痛:是由壁腹膜受到缺血、炎症或伸缩刺激产生的痛感。由有髓传入纤维传导疼痛刺激至同一脊神经节段,与体表分布区一致。因此,躯体性腹痛多可定位疼痛刺激的部位,疼痛剧烈,主要是锐痛、刀割样痛、持续性疼痛,咳嗽或活动可能会引起疼痛加重,疼痛持续时间较长。躯体性原因引起的腹痛体检时可出现压痛或触痛、反跳痛、肌紧张。阑尾炎的典型表现涉及内脏和躯体痛,早期表现为脐周痛(内脏性疼痛),但当炎症扩展至腹膜(躯体性疼痛)时,疼痛可准确定位在右下腹部。

(3)牵涉痛:又称放射痛或感应痛,是由于有些内脏传入纤维和躯体传入纤维共同使用同一神经元,使2个似乎不相干的部位同时感觉有疼痛。如胆道疾病(如胆囊炎)引起右肩背部牵涉痛;膈肌刺激(如脾破裂)产生肩痛;胸内疾病如急性下壁心肌梗死可伴上腹痛、恶心、呕吐等症状。

4. 临床表现

(1)腹痛:是急腹症的主要临床症状,其临床表现、特点和程度随病因或诱因、发生时间、始发部位、

性质、转归而不同。

①炎性腹痛：起病慢，腹痛由轻逐渐加重，以后呈持续性疼痛，有固定的压痛点，有的伴有全身症状，如体温升高，白细胞计数升高。主要是炎性物质渗出，刺激腹膜引起。此类多见于急性阑尾炎、急性胆囊炎和急性胆管炎、急性胰腺炎等疾病。

②穿孔性腹痛：起病急，腹痛突然加重，呈持续性疼痛。同时伴有压痛、反跳痛、腹肌紧张等腹膜刺激征，肠鸣音减弱。全身症状有体温升高，脉搏增快，白细胞升高。临床上以急性阑尾炎、胃十二直肠穿孔最重，肠穿孔中毒症状较重，而疼痛较轻，更要重视。

③腹腔内出血：常见于外伤性肝、脾及宫外孕破裂等病。特点是病情急而重，危及生命，以失血性休克为主，表现为头晕、烦躁、面色苍白、脉搏细速，血压下降甚至血细胞检查示急性贫血。若腹穿抽出不凝血，则为实质性脏器破裂出血，应该立即准备急诊手术。

④急性梗阻：呈阵发性腹痛，间歇期仍有隐痛，伴有频繁呕吐。腹部检查主诉明显，但体征不明显。早期体温、血象一般无变化。胆管梗阻伴有黄疸、发热，尿路梗阻伴有血尿，肠梗阻肛门停止排便、排气。

⑤缺血性腹痛：内脏急性缺血可产生剧烈腹痛，一般为持续性绞痛，阵发性加剧，有明显的腹膜刺激征，有时还可以扪及腹部包块。缺血性腹痛的原因主要有2类：a. 血管栓塞，如肠系膜动脉急性栓塞；b. 内脏急性扭转造成缺血，多见于肠扭转、肠套叠、卵巢囊肿蒂扭转等。

（2）伴随症状

①恶心、呕吐：早期为反射性，是内脏神经受刺激所致。如阑尾炎早期，胃、十二指肠溃疡穿孔等。由于胃肠道通过障碍导致呕吐，称为逆流性呕吐，一般表现较晚、较重，如晚期肠梗阻。也有因毒素吸收，刺激中枢所致，晚期出现呕吐。呕吐物的性质对诊断有重要参考价值。

②大便情况：询问有无排气及大便，大便性状及颜色。如腹痛发作后停止排气、排便，多为机械性肠梗阻。反之，若出现腹泻或里急后重，可能是肠炎或痢疾。柏油样便常为上消化道出血，小儿果酱样便应考虑肠套叠。

③其他：绞痛伴有尿频、尿急、尿痛或血尿，多考虑泌尿系统感染或结石；腹痛伴有胸闷、咳嗽、血痰或伴有心律失常，应考虑胸膜、肺部炎症或心绞痛等；伴寒战、高热，可见于急性化脓性胆管炎症、腹腔脏器脓肿、大叶性肺炎、化脓性心包炎等；伴黄疸，可见于急性肝、胆道疾病，胰腺疾病，急性溶血等；伴休克，常见于急性腹腔内出血、急性梗阻性化脓性胆管炎症、绞窄性肠梗阻、消化性溃疡急性穿孔、急性胰腺炎、急性心肌梗死等；伴肛门坠胀感、阴道不规则流血、停经等见于妇科急腹症。

（3）辅助检查：如超声波，胸腹X线检查，心电图，血、尿、便三大常规检查，将结果综合分析，做出鉴别，以达到分诊准确，同时为医生的进一步诊断奠定基础。

①血、尿、便的常规检查有助于诊断：是每个腹痛患者皆需检查的项目。血白细胞总数及中性粒细胞增高提示炎症病变，尿中出现大量红细胞提示泌尿系统结石、肿瘤或外伤，有蛋白尿和白细胞则提示泌尿系统感染，脓血便提示肠道感染，血便提示狭窄性肠梗阻、肠系膜血栓栓塞、出血性肠炎等。

②血液生化检查：血清淀粉酶增高提示为胰腺炎，是腹痛鉴别诊断中最常用的血生化检查。血糖与血酮的测定可用于排除糖尿病酮症酸中毒引起的腹痛。血清胆红素增高提示胆道疾病。肝、肾功能及电解质的检查对判断病情亦有帮助。

③X线检查：腹部X线平片检查在腹痛的诊断中应用最广。膈下发现游离气体，胃肠道穿孔几乎可以确定。肠腔积气扩张、肠中多处液平面则可诊断肠梗阻。输尿管部位的钙化影可提示输尿管结石。腰大肌影模糊或消失的提示后腹膜炎症或出血。X线钡餐造影或钡灌肠检查可以发现胃、十二指肠溃疡，肿瘤等，但疑有肠梗阻时应禁忌钡餐造影。胆囊、胆管造影，内镜下的逆行胰胆管造影及经皮穿刺胆管造影对胆系及胰腺疾病的鉴别诊断甚有帮助。

④B超检查：主要用于检查胆道和泌尿系结石、胆管扩张、胰腺及肝脾肿大等。对腹腔少量积液、腹内囊肿及炎性肿物也有较好的诊断价值。

⑤内镜检查：可用于胃肠道疾病的鉴别诊断，在慢性腹痛的患者中常有此需要。

⑥CT检查：CT对急腹症的诊断与B超相似，且不受肠内气体干扰，常应用于某些急腹症的诊断和

鉴别诊断。

⑦腹腔穿刺：腹痛诊断未明而发现腹腔积液时，可考虑做腹腔穿刺检查。穿刺所得液体应送常规及生化检查，必要时还需做细菌培养。

⑧心电图：对年龄较大者，应做心电图检查，以了解心肌供血情况，排除心肌梗死和心绞痛。

5. 治疗要点

根据患者病情的轻重缓急而采取不同的救治方法。通过检查探明病因，标本兼治（表8-3）。

表8-3 各类急腹症临床特点及处理原则比较

疾病原因	临床特点	处理原则
血管堵塞、腹腔大出血、脏器穿孔、急性胰腺炎	突然发作的剧烈持续性疼痛、腹肌紧张迅速出现休克	积极液体复苏，支持治疗，纠正休克尽快手术（急性胰腺炎多采用非手术治疗）
梗阻类疾病（肠梗阻、胆道梗阻、尿路结石梗阻）	剧烈的阵发性疼痛，伴有胃肠道症状	积极配合诊断，可允许一定时间的观察治疗。但是梗阻如果血运受到影响，则很快发展到坏死、休克（绞窄性梗阻），需尽快手术胆道、尿路结石可先给予止痛剂、解痉剂等保守治疗，观察
腹腔各部位炎症	炎症变化从几小时至几天，没有治疗，腹痛会逐渐加剧，部位更加局限，并有发热白细胞计数升高，进一步发展出现腹膜炎	在诊断明确之前，或决定手术之前，不要给予止痛剂。积极抗感染治疗，根据病情发展情况决定是否手术
糖尿病酮症酸中毒、铅中毒等	有时会有腹痛	对症病因治疗而无须手术

（1）一般处理

①体位：在无休克的情况下，急腹症患者宜采用半卧位或斜坡卧位，可使腹肌松弛，改善呼吸、循环，减轻腹胀，控制感染等。合并休克者需采用休克卧位。

②饮食：未明确诊断的患者，应当禁食。对病情较轻，确定采用非手术治疗者，可给流质或易消化的半流质饮食，但需要严格控制进食量。对于胃肠穿孔，已出现肠麻痹等病情较重者，必须禁食。疑有空腔脏器穿孔、破裂或腹胀明显者，应禁食水并放置胃肠减压管。

③纠正水、电解质紊乱和酸碱失衡：防止休克，建立静脉通路，补充血容量，并应用抗生素防治感染，为手术治疗创造条件。

④观察期间应避免使用掩盖病情变化的药物和处置：严禁使用麻醉类镇痛药物。禁用泻药及做灌肠处理，以免刺激肠蠕动，使炎症扩散或诱发穿孔。必要时可用解痉剂来缓解疼痛。

⑤对症治疗：根据不同病因、病情，采用相应的对症处理。

（2）非手术治疗适应证

①急性腹痛好转或疼痛 >3 d 而无恶化。

②腹膜刺激征不明显或已局限。

③有手术指征但患者不能耐受手术者，在积极采用非手术治疗的同时，尽量创造条件，争取尽早手术。

非手术治疗必须在严密观察病情及做好手术准备的情况下进行，若经短期非手术治疗后急腹症的症状、体征未见缓解反而加重者，应及时采用手术疗法。

（3）手术治疗的适应证

①诊断明确，需立即处理者。如急性化脓性阑尾炎、异位妊娠破裂等。

②诊断不明，但腹痛和腹膜炎体征加剧，全身中毒症状加剧者。

③腹腔内脏器大出血。

④急性肠梗阻疑有绞窄坏死者。

二、护理评估及观察要点

1. 护理评估

（1）病史

①年龄与性别：儿童腹痛，常见的病因是蛔虫症、肠系膜淋巴结炎与肠套叠等。青壮年则多见溃疡病、肠胃炎、胰腺炎。中老年则多胆囊炎、胆结石，此外还需注意胃肠道疾病、肝癌与心肌梗死的可能性。肾绞痛较多见于男性，而卵巢囊肿扭转、黄体囊肿破裂则是妇女急腹症的常见病因，如系育龄期妇女，则宫外孕应予以考虑。

②既往史：有些急腹症与过去疾病密切相关。如胃、十二指肠溃疡穿孔史，腹部手术、外伤史，胆道疾病，泌尿道结石，阑尾炎，女性患者月经史、生育史等。

③腹痛：询问过往有无腹痛的经历，此次腹痛有无前驱或伴随症状，如发热、呕吐等，起病的缓急、症状出现的先后；腹痛的最明显的部位有无转移和放射；腹痛的性质为持续性、阵发性或者持续疼痛伴有阵发性加重；疼痛的程度；诱发和缓解因素。

④起病急剧而一般情况迅速恶化者，多见于实质性脏器破裂、空腔脏器穿孔或急性梗阻、急性出血坏死性胰腺炎、卵巢囊肿蒂扭转、宫外孕破裂等；开始腹痛较轻而后逐渐加剧者多为炎症病变，如阑尾炎、胆囊炎等。

（2）身体评估

①全身状况：有无痛苦表情，生命体征是否平稳。

②腹部检查：触诊时从不痛部位逐渐检查至疼痛部位，手法要轻柔（冬季手要温暖）以免引起腹肌紧张，而影响判断，同时了解腹部有无压痛、反跳痛、肌紧张及有无移动性浊音，肠鸣音等，观察患者面色，精神和意识的变化。

2. 观察要点

（1）生命体征的变化：定时测量体温、脉搏、呼吸、血压，观察神志变化。注意有无脱水、电解质失衡及休克表现。

（2）消化道功能状态：如饮食、呕吐、腹泻、排气、排便，以及腹痛的部位、性质和范围的变化。

（3）腹部体征的变化：如腹胀、肠蠕动、压痛、反跳痛、肌紧张、肝浊音界以及移动性浊音等。

（4）重要脏器：如心、肝、肺、肾、脑等功能的变化。

（5）加强病情的动态观察，注意新的症状和体征。

（6）保持输液管道及各导管的通畅，准确记录出入量。

三、急诊救治流程

急腹症急诊救治流程详见（图8-1）。

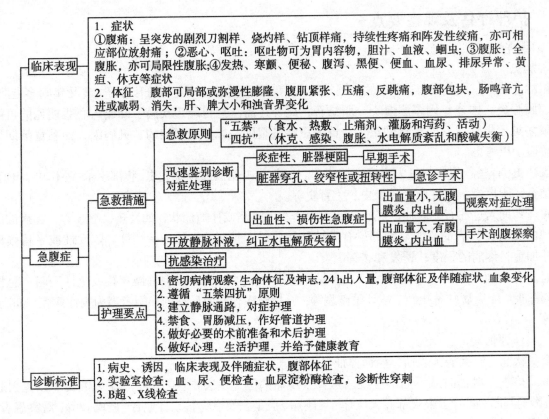

临床表现
1. 症状
①腹痛：呈突发的剧烈刀割样、烧灼样、钻顶样痛，持续性疼痛和阵发性绞痛，亦可相应部位放射痛；②恶心、呕吐：呕吐物可为胃内容物，胆汁、血液或蛔虫；③腹胀：全腹胀，亦可局限性腹胀；④发热、寒颤、便秘、腹泻、黑便、便血、血尿、排尿异常、黄疸、休克等症状
2. 体征　腹部可局部或弥漫性膨隆、腹肌紧张、压痛、反跳痛，腹部包块，肠鸣音亢进或减弱、消失，肝、脾大小和浊音界变化

急腹症

急救原则
"五禁"（食水、热敷、止痛剂、灌肠和泻药、活动）
"四抗"（休克、感染、腹胀、水电解质紊乱和酸碱失衡）

急救措施
迅速鉴别诊断，对症处理
炎症性、脏器梗阻——早期手术
脏器穿孔、绞窄性或扭转性——急诊手术
出血性、损伤性急腹症
出血量小，无腹膜炎，内出血——观察对症处理
出血量大，有腹膜炎，内出血——手术剖腹探察
开放静脉补液，纠正水电解质失衡
抗感染治疗

护理要点
1. 密切病情观察，生命体征及神志，24 h出入量，腹部体征及伴随症状，血象变化
2. 遵循"五禁四抗"原则
3. 建立静脉通路，对症护理
4. 禁食、胃肠减压，作好管道护理
5. 做好必要的术前准备和术后护理
6. 做好心理，生活护理，并给予健康教育

诊断标准
1. 病史、诱因，临床表现及伴随症状，腹部体征
2. 实验室检查：血、尿、便检查，血尿淀粉酶检查，诊断性穿刺
3. B超、X线检查

图8-1　急腹症急诊救治流程图

第四节　胸部损伤的护理

一、概述

（一）解剖生理概要

胸部由胸壁、胸膜及胸内各种脏器组成。胸壁由胸椎、胸骨和肋骨组成的骨性胸廓以及附着在其外面的肌群、软组织和皮肤组成。胸部的骨性胸廓支撑保护胸内脏器，参与呼吸功能。发生创伤时骨性胸廓的损伤范围与程度往往表明暴力的大小。脏胸膜包裹肺并深入到叶间隙，壁胸膜则遮盖胸壁、膈和纵隔，在肺门与脏胸膜相连接，一者互相移行，形成左右两个互不想通的胸膜腔，为一密封潜在腔隙，分为三部分：右肺间隙、左肺间隙和纵隔，其内有少量浆液起润滑作用。腔内保持 –0.78 ~ 0.98 kPa（–8 ~ 10 cmH$_2$O）压力，吸气时负压增大，呼气时减小；稳定的负压对维持正常的呼吸至关重要，且能防止肺萎缩。正常双侧均衡的胸膜腔负压维持纵隔位置居中，一侧胸腔积气或积液会导致纵隔移位，使健侧肺受压，并影响腔静脉回流。胸骨上窝气管的位置有助于判断纵隔移位。起始于降主动脉的肋间动脉管径较大，走行于背部肋间隙中央，损伤后可发生致命性大出血。

胸部是身体暴露较大的部分，较易受外伤，其发生率和危害程度在创伤中占重要地位，多伴复合性损伤。

（二）病因、病理及分类

胸部损伤（chest trauma）主要由暴力挤压、硬物撞击、高处坠落、钝器打击、锐器切割、弹片穿透等伤及胸部所导致。

1. 根据损伤暴力性质不同分为钝性伤和穿透伤

（1）钝性伤：多由减速性、挤压性、撞击性或冲击性暴力所致，损伤机制复杂，多有肋骨或胸骨骨折，钝性暴力作用下，胸骨或肋骨骨折可破坏骨性胸廓的完整性，并使胸腔内的心、肺发生碰撞、挤压、旋转和扭曲，造成组织广泛挫伤。继发于挫伤的组织水肿可能导致器官功能障碍或衰竭。伤后早期容易误诊或漏诊，钝性伤患者多数不需要开胸手术治疗。

（2）穿透伤：多由火器或锐器暴力致伤，损伤机制较清楚，损伤范围直接与伤道有关，早期诊断较容易；器官组织裂伤所致的进行性出血是伤情进展快、患者死亡的主要原因，相当部分穿透性胸部损伤患者需要开胸手术治疗。

2. 根据是否与外界沟通分为闭合性和开放性损伤

（1）闭合性损伤：多于暴力挤压、冲撞或钝器碰击胸壁所引起。轻者仅有胸壁软组织挫伤或（和）单纯肋骨骨折，重者多有胸膜腔内器官或血管损伤，导致气胸、血胸，甚至造成心脏挫伤、裂伤而产生心包腔内出血。暴力挤压胸部、传导至静脉系统，可使静脉压骤然升高，以致头、颈、肩、胸部毛细血管破裂，引起创伤性窒息（traumaticasphyxia）。高压气浪、水浪冲击胸部可引起肺爆震伤（blast injury of lung）。

（2）开放性损伤：多因利器、刀、锥所致，战时则由火器、弹片等穿破胸壁所造成。严重者可伤及胸腔内脏器或血管，引起血胸、气胸，甚至呼吸、循环功能障碍或衰竭而死亡。

同时累及胸、腹部的多发性损伤统称为胸腹联合伤（thoraco-abdominal injury），在临床上较常见。

（三）临床表现

1. 胸痛

为主要症状，常位于受伤处，并有压痛，呼吸时加剧，尤以肋骨骨折者为甚。

2. 呼吸困难

胸痛可使胸廓互动受限，呼吸浅快；血液或分泌物可堵塞呼吸道；肺挫伤后产生出血、瘀血或肺水肿；气胸、血胸致肺膨胀不全等均可引起呼吸困难。若有多根、多处肋骨骨折，胸壁软化造成胸廓反常呼吸运动时则更加重呼吸困难。

3. 咯血

肺或支气管损伤可引起痰中带血或咯血。大支气管损伤者，咯血出现较早且量较多。小支气管或肺泡破裂出现肺水肿及毛细血管出血者，多咳出泡沫样血痰。

4. 休克

胸膜腔内大出血将引起血容量急剧下降；大量积气，尤其是张力性气胸，不仅影响肺功能，而且影响静脉血液回流；心包腔内出血引起心脏压塞；严重的疼痛和继发性感染等因素均可致患者陷入休克状态。

（四）治疗原则

1. 非手术治疗

（1）镇痛，预防感染。

（2）维持呼吸道通畅，改善呼吸和循环功能，及时清除呼吸道分泌物、呕吐物。根据胸部损伤范围、部位、性质等分别予以相应处理，如胸膜腔穿刺、闭式引流术、封闭伤口等。

（3）补充血容量：视病情予以输血、补液，防止休克。

2. 手术治疗

有下列情况时应行急诊开胸探查手术：①胸膜腔内进行性出血；②心脏大血管损伤；③严重肺裂伤或气管、支气管损伤；④食管破裂；⑤胸肌损伤；⑥胸壁大块缺损；⑦胸内存留较大的异物。

二、肋骨骨折

肋骨骨折（图8-2）在胸部损伤中最为常见，可为单根或多根肋骨骨折。同一肋骨又可在一处或多处折断。第1～3根肋骨较短，受锁骨、肩胛骨和肌肉的保护，很少骨折。第4～7肋骨较长且固定，最易骨折。第8～10肋骨虽较长，但其前端不直接连接胸骨，弹性较大，较不易骨折。第11～12肋骨前端游离不固定，故也不易骨折。

（一）病因和病理

肋骨骨折可分为闭合性和开放性两种。平时多为闭合性肋骨骨折，系因暴力或钝器撞击胸部，使肋骨直接在受伤部位向内弯曲而折断；或因胸部前后受挤压，使肋骨再向外过度弯曲处折断（图 8-3）。开放性肋骨骨折，多由火器、锐器伤所导致。

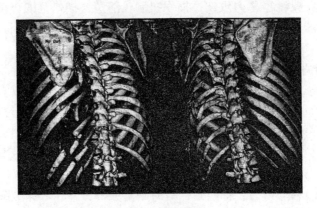

图 8-2　肋骨骨折

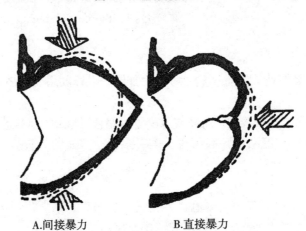

A.间接暴力　　　　B.直接暴力

图 8-3　间接暴力与直接暴力

肋骨骨折时，骨折断端可刺破胸膜或肺组织产生气胸、血胸、皮下气肿或引起咯血等。同时，患者因疼痛不敢做深呼吸和有效的咳嗽，使呼吸道分泌物潴留，可引起肺炎或肺不张。

多根多处肋骨骨折后，因前后端均失去支持，可使相应部位胸壁软化，在吸气时，胸膜腔内负压增高，软化胸壁向内凹陷；呼气时，负压减低，软化胸壁向外凸出；这和其他部位的胸壁活动正相反，称为反常呼吸运动（图 8-4）。如果软化区范围较广泛，由于两侧胸膜腔内压力不均衡，使纵隔随呼吸左右摆动，可引起体内缺氧和二氧化碳滞留，并影响静脉血液回流，严重时可发生呼吸和循环衰竭。

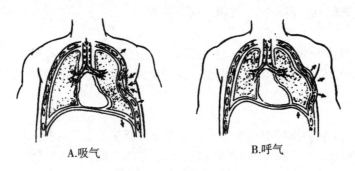

A.吸气　　　　B.呼气

图 8-4　反常呼吸运动

（二）临床表现

1. 症状

局部疼痛，尤其在深呼吸、咳嗽或变动体位时疼痛加剧。如合并气胸、血胸则出现气促、发绀、呼吸困难甚至休克。

2. 体征

局部压痛明显，有时可看到畸形和触到或听到摩擦音。如为多根多处肋骨骨折，则伤侧胸壁出现反常呼吸运动。

（三）辅助检查

1. X 线检查

可确定骨折的部位、移位、范围及有无气胸、血胸等并发症。

2. 动脉血气分析

用来判断通气和换气受损的程度，及有无低氧血症存在。

（四）治疗原则

1. 闭合性肋骨骨折

（1）单根或多根单处骨折：治疗重点是解除疼痛及预防并发症。疼痛轻者，一般不需特殊治疗。疼痛重者，可用 1% 普鲁卡因溶液行椎骨旁肋间神经阻滞。疼痛剧烈影响呼吸者，可同时用多头胸带固定两周，鼓励患者做有效呼吸和咳嗽，避免发生肺不张、肺炎等并发症。

（2）多根多处肋骨骨折：治疗重点是保持呼吸道通畅，防治休克；尽早用厚敷料和胸带在浮动胸壁上加压包扎，以控制反常呼吸运动，避免对心肺的干扰。

2. 开放性肋骨骨折

争取伤后 6 ~ 8 小时，最长不超过 12 小时彻底清创，修齐骨折端，用不锈钢丝或钢板作内固定，然后分层缝合、包扎。术后应用抗生素和破伤风抗毒素预防感染。合并血气胸者，需作闭式胸膜腔引流。

（五）护理评估

1. 健康史

了解有无胸部外伤史、受力情况、作用部位；了解患者的年龄、受伤后急救及治疗的过程。

2. 身体状况

了解骨折部位胸壁是否见瘀斑，当患者深呼吸、咳嗽或转动体位时疼痛是否加剧；患者是否出现反常呼吸运动及两侧胸部扩张不对称；触诊有无骨擦音、骨擦感；听诊有无呼吸音减弱；有无出现合并胸腔脏器损伤的表现。

3. 心理、社会状况

了解患者是否因突发的意外病痛而感到恐惧，烦躁或精神不振，是否担心伤情和预后；了解家属的配合、支持情况。

（六）护理问题

1. 疼痛

与骨折有关。

2. 低效性呼吸型态

与损伤及疼痛有关。

3. 潜在并发症

肺炎、肺不张。

（七）护理目标

1. 患者病情得到控制，自述疼痛减轻。

2. 患者能维持正常的呼吸功能。

3. 患者无并发症发生。

（八）护理措施

1. 疼痛护理

疼痛可影响肋骨骨折患者的肺部扩张及咳嗽，所以止痛是治疗和护理的关键步骤。闭合性单处肋骨骨折多可自行愈合，可采用宽胶布条、多带条胸布或弹性胸带固定胸廓，以减少肋骨断端的活动，减轻疼痛。对多发肋骨骨折患者，可采用神经阻滞的方法止痛。定时规律的给患者使用止痛剂有较好的止痛效果。观察止痛剂使用后的效果，同时要注意止痛药物的不良反应，如呼吸抑制。

2. 维持充分的肺通气

让患者进行咳嗽、深呼吸，每 1～2 小时改换体位；鼓励患者使用肺量仪锻炼肺功能；指导患者在咳嗽时使用毯子或枕头固定患侧胸壁以减轻疼痛；抬高床头利于肺部的扩张。如果患者出现并发症的征象应及时汇报医生，如呼吸音减低、干（湿）啰音、叩诊浊音或过清音、两侧呼吸运动不对称、咯血、发热或寒战及生命体征的改变等。

3. 连枷胸患者的护理

首先要保证患者充分的肺通气，予以湿化给氧，静脉补液。连枷胸患者的止痛方法可采用神经阻滞或持续硬膜外止痛。根据病情可实施软化胸壁的内固定或外固定（图 8-5）。对咳嗽无力、不能有效排痰或呼吸衰竭者，需行气管插管或气管切开，以利于抽取痰液和辅助呼吸。

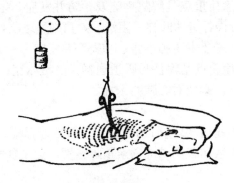

图 8-5　胸壁外固定牵引法

（九）护理评价

1. 患者是否主诉疼痛缓解。
2. 是否维持充分的肺通气。
3. 是否有并发症出现。

（十）健康指导

1. 告诉患者的止痛方法及如何预防并发症。
2. 告诉患者咳嗽和深呼吸的重要性，指导他们在咳嗽时如何保护胸廓。
3. 当出现下列情况是应及时就医，如发热或寒战、咳嗽加重、呼吸困难、血痰、胸痛加重等。
4. 避免吸烟环境对呼吸道的刺激。
5. 如果患者需要气管插管和机械通气治疗，应告诉患者和家属治疗的目的和方法，并说明治疗时间不超过 2～3 周。

三、气胸

创伤后，空气经伤口进入胸膜腔，称为损伤性气胸。有血液并存者称血气胸。一般分为闭合性、开放性和张力性气胸三种。

（一）病因和病理

1. 闭合性气胸

空气经胸部伤口或肺、支气管破裂口一次进入胸膜腔后，伤口闭合，称为闭合性气胸。

闭合性气胸对胸膜腔内负压影响不大，仅使伤侧肺部分萎缩。肺萎缩在 30% 以下者称为小量气胸，对呼吸、循环功能影响较小，多无明显症状，可自行吸收。肺萎缩超过 30% 者称为大量气胸，则明显影响循环和呼吸功能。

2. 开放性气胸

胸壁有开放性伤口，呼吸时空气经伤口自由出入胸膜腔，称为开放性气胸。

多由刀刃锐器或弹片火器所致的胸壁伤口，胸膜腔和外界相通。患侧胸膜腔内压与大气压相等，胸膜腔负压消失，肺完全萎缩，而此时吸气时，健侧胸膜腔负压升高，与伤侧压力差增大，纵隔移向健侧；呼气时，两侧胸膜腔压力差减少，纵隔移回伤侧，接近中线位；如此纵隔随呼吸来回移动的现象称为纵隔被动。其结果影响静脉血液流回心脏，引起循环功能严重紊乱。此外，吸气时健侧肺扩张，吸进气体不仅来自从气管内进入的外界空气，也来自伤侧肺排出的含氧低的气体；呼气时健侧肺呼出气体不仅从上呼吸道排出体外，同时也有部分进入伤侧肺。部分气体在两侧肺内重复交换，造成严重缺氧。

3. 张力性气胸

胸部损伤时，胸壁伤口、肺、支气管裂口呈单向活瓣，气体只能进入胸膜腔而不能排出体外，使胸膜腔内压力不断升高，形成张力性气胸。

由于伤口侧胸膜腔内进行性压力增高，肺完全萎陷，并将纵隔推向健侧，挤压健侧肺；又因纵隔移位和胸膜腔负压消失，使静脉血液回流受阻，于是造成呼吸和循环功能的严重障碍。有时胸膜腔内的高压空气进入纵隔，扩散至皮下组织，形成颈部、面部、胸部等处皮下气肿，可有明显的捻发音。

（二）临床表现

1. 闭合性气胸

多无明显症状，肺萎缩超过 30% 者可出现胸闷、胸痛和气促症状，气管移向健侧，伤侧叩诊呈鼓音，听诊呼吸音减弱或消失。X 线检查显示伤侧胸膜腔积气和不同程度的肺萎缩。

2. 开放性气胸

患者有显著的呼吸困难、发绀甚至休克。胸壁有伤口，呼吸时能听到空气出入胸膜腔的响声。伤侧胸部饱满，气管移向健侧，叩诊呈鼓音，听诊呼吸音消失。

3. 张力性气胸

患者极度呼吸困难、发绀、烦躁不安或濒死感，甚至出现休克；气管移向健侧，伤侧有肋间隙增宽，可伴有皮下气肿；叩诊呈高度鼓音，听诊呼吸音消失等明显气胸体征。

气胸的鉴别见表 8-4

表 8-4　气胸的鉴别

类型\项目	闭合性气胸	开放性气胸	张力性气胸
病因	肋骨骨折	锐器火器弹片	肺大疱裂伤支气管破裂
胸膜腔压力	<大气压	=大气压	>大气压
特点	不再继续发展	继续漏气	进行性呼吸困难
伤口	闭合性伤口	开放性伤口	伤口形成活瓣
临床表现	中度以上不同程度呼吸、困难、发绀、休克	伤侧肺完全萎陷呼吸困难、发绀、休克	极度呼吸困难、发绀、休克，胸穿有高压气体向外冲

（三）辅助检查

1. 闭合性气胸

X 线检查显示伤侧胸膜腔积气和不同程度的肺萎缩。

2. 开放性气胸

X 线显示伤侧胸膜腔积气、肺明显萎缩和纵隔向健侧移位等征象。

3. 张力性气胸

X 线显示肺完全萎缩，胸膜腔内大量积气，纵隔明显移向健侧，胸腔穿刺时注射器针栓可被高压空气推出。排气后症状好转，但很快又加重，即可确诊。

（四）治疗原则

1. 闭合性气胸

（1）小量气胸：肺萎陷在 30% 以下者，影响呼吸和循环功能较小，不需治疗，可于 1～2 周内自行吸收。

（2）大量气胸：症状明显者，需进行胸膜腔穿刺抽尽积气或行胸腔闭式引流促使肺及早膨胀，同时给予止痛及预防感染。

2. 开放性气胸

（1）急救：伤口尽快用无菌敷料严密封闭伤口，并予可靠的包扎固定，变开放性气胸为闭合性气胸。

（2）早期治疗：尽快给予吸氧、纠正休克，伴有合并损伤者，给予相应处理。最后清创缝合伤口，给予抗生素或破伤风预防治疗，作肋间闭式胸膜腔引流等。

3. 张力性气胸

张力性气肿的病情发展迅速，如不及时诊治可很快死亡。

（1）急救：立即排气，降低胸腔内压力，在积气最高部位（通常是第二肋间锁骨中线）放置胸腔引流管，连接水封瓶。有时尚需负压吸引装置，以利排尽气体，促使肺膨胀。

（2）早期治疗：纠正休克，行肋间闭式胸膜腔引流术，应用抗生素，预防感染。如不见好转，则提示肺及支气管有严重损伤，应剖胸探查，施行修补术。

（五）护理评估

1. 健康史

详细询问患者有无抬举重物、剧烈体力活动、屏气等情况，有无胸部外伤情况，既往有无肺部疾病，女性患者还要考虑有无子宫内膜异位的情况。对于无特殊病史的青年患者，可行 CT，胸腔镜检查，多可发现胸膜下的肺大疱。

2. 身体状况

了解患者是否出现以下情况：闭合性气胸患者典型表现为突然出现胸痛和呼吸困难，体检可见呼吸频率和心率增快，患侧呼吸运动减弱，患侧叩诊呈过清音，呼吸音降低。

开放性气胸患者出现明显的呼吸困难、鼻翼翕动、口唇发绀等。如果有穿透伤存在，患侧胸壁可见伴有气体进出胸腔发出声音的伤口。气管向健侧移位，患侧呼吸运动减弱，叩诊鼓音，呼吸音消失。严重者可伴休克。

张力性气胸表现为严重或极度呼吸困难、烦躁、意识障碍、发绀、大汗。气管由于纵隔偏移而移向健侧。颈静脉怒张，多处皮下气肿。很多患者有脉细速、血压降低等循环障碍表现。

3. 心理、社会状况

了解气胸患者可能因突发持续性的胸痛而感到恐惧，烦躁或精神不振的情况，患者活动能力受到限制，加上出现严重呼吸困难，患者及其家属是否出现极度紧张、迫切希望得到及时诊断和治疗。但对于慢性气胸患者，由于呈慢性持续状态，常影响生活质量，患者及家属是否能及时配合医护人员有效地控制病情，防止气胸复发，提高生活质量，维持最佳状态。

（六）护理问题

1. 气体交换受损：与肺组织萎陷、通气不足、疼痛、肺部损伤、两侧胸腔压力不平衡有关。

2. 清理呼吸道无效：与肺扩张不全、疼痛、分泌物黏稠有关。

3. 焦虑、恐惧：与急性损伤、呼吸困难、疼痛有关。

4. 疼痛：与胸部损伤和引流管的刺激有关。

5. 潜在肺部并发症：肺炎、肺不张等。

（七）护理目标

1. 患者能维持有效的肺通气和肺换气。

2. 患者清理呼吸道有效。

3. 患者恐惧减轻。

4. 患者主诉疼痛减轻。

5. 患者无并发症发生。

（八）护理措施

1. 一般护理

（1）维持充分的通气和气体交换：评估并记录患者的生命体征及呼吸状况，包括呼吸速率、深度和呼吸音。评估胸部运动情况，气管的位置及静脉，早期发现张力性气胸的征象，并采取措施保护循环和呼吸功能。

（2）安置体位：协助患者采取半坐卧位，该体位利于肺部扩张。遵医嘱给氧，以提高血氧水平。帮助患者及时更换体位及活动，运动有利于肺的扩张。

（3）心理护理：为患者提供心理支持，因为呼吸困难和低氧血症可能导致患者出现严重的焦虑和不安，不能很好配合治疗。让患者多休息，充分的休息可以保存能量，降低氧耗。

2. 病情观察

对气胸患者应密切观察病情变化，如体温升高、寒战、胸痛加剧，血白细胞升高，则可能并发胸膜炎或脓气胸，应及时通知医生。对于原发疾病则应根据年龄、病情采取相应的治疗和护理。同时应注意血压、脉搏及呼吸的变化，如出现血压下降、呼吸困难、脉搏细弱等休克症状，应立即通知医生进行抢救。

3. 协助医生进行紧急处理

（1）闭合性气胸：闭合性气胸气量少于该侧胸腔容积20%时，气体可在1～2周内自行吸收，可不抽气，但宜定期做胸部X线检查，直到气胸消失。气量较多时，应进行抽气或行胸腔闭式引流术。通畅选择锁骨中线第2肋间为穿刺点。一次抽气量不宜超过1 000 mL，每日或隔日抽气一次。

（2）开放性气胸：将开放性气胸转变为闭合性气胸，并迅速转送至医院。可使用无菌敷料，如凡士林纱布、棉垫盖住伤口，以绷带包扎固定（图8-6）；在紧急时也可利用手边的清洁物品，如手帕、围巾、衣物等封盖伤口，并加以包扎，然后行胸腔穿刺抽气减压。应严密观察患者有无张力性气胸的现象，如果出现严重呼吸困难，应在患者呼气末开放敷料排出高压气体。送至医院后应给予补充血容量纠正休克，给氧、清创、缝合伤口，并行胸腔闭式引流术。

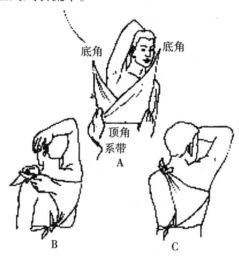

图8-6　绷带包扎固定

（3）张力性气胸：由于病情严重危急，必须紧急进行减压处理，迅速解除胸腔内正压以避免发生严重的并发症。紧急时，可将消毒粗针头从患侧肋间刺入胸膜腔以排出胸膜腔内高压气体。亦可用粗注射针，在其尾端加一橡皮手指套，指套顶端剪出一小口，插入胸腔做临时排气（图8-7）。在呼气时小口开放，气体外逸；呼气时橡皮指套闭合，外界空气不能进入胸腔。为了有效地持续排气，一般安装胸腔闭式引流。

4. 胸腔闭式引流术的护理

（1）胸腔闭式引流的目的：使液体、血液和空气从胸膜腔排出，并预防其反流；重建胸膜腔正常的负压，使肺复张；平衡压力，预防纵隔移位。

（2）胸腔闭式引流的装置：可有单瓶式、双瓶式、三瓶式三种，目前临床多采用一次性的引流瓶（图8-8）。

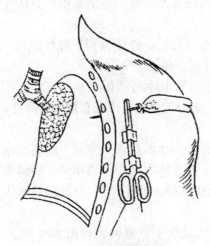

图 8-7 胸腔临时排气

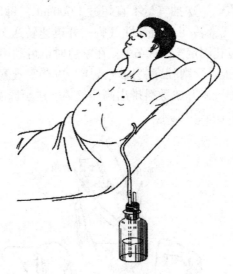

图 8-8 胸腔闭式引流

（3）胸腔引流管插入的位置：根据临床诊断确定插管的部位，气胸引流管一般放置在锁骨中线第 2 肋间隙，血胸引流胸管一般放置在腋中线与腋后线间第 6 肋或第 8 肋间隙。引流管的侧孔应深入胸腔 2 ～ 3 cm。

（4）胸腔闭式引流护理

①保持管道的密闭和无菌：检查各部位完好、无破损且密闭，衔接部位牢固，为避免空气进入胸膜腔。引流管周围用油纱包盖严密。如水封瓶被打破，应立即夹闭引流管，更换一水封瓶，然后松开止血钳，鼓励患者咳嗽和深呼吸，排出胸膜腔内的空气和液体。搬运患者时，先用两把止血钳双重夹闭胸腔引流管，再把引流瓶置于床上，可放在患者的双下肢之间。搬运后，先把引流瓶放于低于胸腔的位置，再松止血钳。更换引流瓶时，先双重夹闭胸腔引流管，各项操作应遵守无菌原则，换瓶时拔出的接头要用无菌纱布包裹，水封瓶内需装无菌蒸馏水或生理盐水。

②引流装置的位置固定，防止脱出：胸腔闭式引流主要是靠重力引流，水封瓶应置于患者胸部水平下 60 ～ 100 cm，防止被踢倒或抬高。引流管的长度以能将引流管固定在床沿，且能使它垂直降到引流瓶为宜。固定引流管时，可将引流管两端的床单拉紧形成一凹槽，再用别针固定。

③保持引流通畅：鼓励患者咳嗽、深呼吸运动，使积液排出，恢复胸膜腔负压，使肺充分扩张。密切观察引流管是否通畅，防止受压、扭曲、堵塞和滑脱。检查引流管是否通畅的方法，是观察是否有气体排出和长管内水柱的波动。正常的水柱上下波动范围为 4 ～ 6 cm。若波动停止，表明该系统有堵塞或肺已完全膨胀。如发现气胸或张力性气胸的早期症状，应怀疑引流管被血块堵塞，设法挤压引流管。挤

压引流管的方法，可用一只手固定引流管，另一只手握紧引流管朝引流瓶方向滑动。当引流液较多时，每30～60分钟需挤压一次，通过挤压引流管可使堵塞管子的血块移走，保持引流管通畅。

④引流量的观察与记录：水封瓶在使用前需先倒入无菌生理盐水，并在瓶上贴一长胶布注明液面高度、倒入液体量、日期和开始时间。密切观察引流量和性质。引流量多且为血性时，应考虑出血的可能，应立即通知医生。引流量过少，应查看引流管是否通畅。

⑤胸膜腔引流管的拔除及注意事项胸膜腔引流管安置48小时后，如查体及胸片证实肺已完全复张，8小时内引流量少于50 mL，无气体排出，患者无呼吸困难，可拔出胸腔引流管。拔管时患者应取半卧位或坐在床沿，鼓励患者咳嗽，挤压引流管后夹闭，嘱患者深吸一口气后屏住。患者屏气时拔管，拔管后立即用凡士林纱布覆盖伤口。拔管后，要观察患者有无呼吸困难，气胸和皮下气肿。检查引流口覆盖情况，是否继续渗液，拔管后第二天应更换敷料。

（九）护理评价

1. 患者是否能维持有效的肺通气和肺换气。
2. 患者清理呼吸道是否有效。
3. 患者恐惧是否减轻。
4. 患者主诉疼痛是否减轻。
5. 患者有无并发症发生。

（十）健康指导

1. 给患者及其家属讲解有关气胸的知识，让其了解气胸的发病情况，能分辨气胸的类型，发生气胸时的症状及如何避免诱发因素预防气胸的复发。
2. 根据患者的理解能力，让其能够说出发生气胸时的急救方法。
3. 建议气胸患者戒烟，避免参加不适当的体育运动，告诉患者应逐渐增加体育活动和运动水平。
4. 向患者强调健侧病情的重要性，告诉患者出现以下症状报告医生，如发热或呼吸困难；突然出现胸痛，胸管插入处伤口出现红、肿、疼痛或分泌物等。

四、血胸

血液在胸膜腔内聚集称为血胸。血胸通常与气胸同时存在，又称血气胸。

（一）病因和病理

临床常见的血胸多为肺或胸壁血管损伤所致。心脏和大血管受损破裂，包括主动脉及其分支，上、下腔静脉和肺动脉、静脉止血，出血量多而猛，如不及时救治，往往于短期内因出血导致失血性休克而死亡；胸壁血管损伤，这是导致血胸最常见的原因，多来自肋间动、静脉，由于是体循环，压力高，出血量大且不易自然停止，往往需要剖胸手术止血；肺组织裂伤出血，由于属于肺循环血管，血压仅为体循环血压的1/3～1/4，而且受压萎陷的肺血管通过的循环血量比正常时明显减少，一般出血量少且缓慢，多可自行停止。

随着血液在胸膜腔内积聚和压力升高，患侧肺受压萎陷，并将纵隔推向健侧，因而严重地影响呼吸和循环功能，甚至发生呼吸、循环衰竭。当胸腔内迅速积聚大量血液，超过肺、心包和膈肌运动所引起的去纤维蛋白的作用时，胸腔内积血发生凝固，形成凝固性血胸。血块机化后，形成纤维组织，限制肺脏和胸廓的活动，损害呼吸功能。血液是良好的细菌培养基，从伤口或肺破裂处进入的细菌很快滋生繁殖，引起感染性血胸，最终形成脓胸。

（二）临床表现

1. 小量（出血量在500 mL以下）血胸，患者多无明显症状。
2. 中量（出血量在500～1 000 mL）和大量（出血量在1 000 mL以上）血胸尤其是急性血胸可出现面色苍白、脉搏细速、血压下降和末梢血管充盈不良等低血容量休克表现。并有呼吸急促、肋间隙饱满、气管向健侧移位、伤侧叩诊浊音和呼吸音减低等胸腔积液的临床表现。

胸膜腔穿刺抽出血液可明确诊断。具备以下征象则提示存在进行性血胸：①持续脉搏加快、血压降低，或虽经补充血容量血压仍不稳定；②闭式胸腔引流量每小时超过 200 mL，持续 3 小时；③血红蛋白量、红细胞计数和血细胞比容进行性降低，引流胸腔积血的血红蛋白量和红细胞计数与周围血相接近，且迅速凝固。

感染性血胸有畏寒、高热等感染的全身表现。当闭式胸腔引流量减少，而体格检查和放射学检查发现血胸持续存在的证据，应考虑凝固性血胸。

（三）辅助检查

1. X 线检查

少量血胸胸部 X 线检查可见患侧肋膈角变钝或消失。中量以上血胸，胸部 X 线显示患侧胸膜腔有大片积液阴影和纵隔移位征象，如合并气胸时则显示气 – 液平面。

2. 胸膜腔穿刺

少量血胸穿刺抽出不凝固血液；大量血胸抽出的血液迅速凝固。胸膜腔穿刺抽液不仅可以确立诊断，并且可以通过白细胞计数和细菌培养来明确有无继发感染。

（四）治疗原则

包括手术和非手术治疗。①非进行性血胸：小量可自行吸收；胸膜腔闭式引流或者胸穿（拔针前注入抗生素）。②进行性血胸：抗休克，同时手术探查。③凝固性血胸：出血停止后（2 周左右）手术，对已感染者按脓胸处理。④抗感染：根据细菌培养 + 药敏试验使用有效抗生素。

（五）护理评估

1. 健康史

详细了解血胸患者是否有胸部外伤史，胸部受伤的性质、部位、时间及程度，受伤后呼吸频率、幅度的改变，以掌握病情，及时给予诊治。

2. 身体状况

了解患者的出血量、出血速度、胸内器官损伤情况。评估患者面色、脉搏、呼吸、血压等；患侧肋间隙饱满，呼吸运动，胸部叩诊，心界偏移，呼吸音等。

早期胸部损伤发现有血胸，必须根据进行性出血征象提示判断胸内出血是否停止。胸膜腔积血可引起低热，如果血胸并发感染时，则出现寒战、高热、疲乏、白细胞计数增多等征象。

3. 心理、社会状况

了解患者由于意外创伤的打击，尤其是出现中量以上血胸，病情紧急，往往思想准备不足而出现情绪极度紧张，焦虑不安，同时担心疾病的预后情况，家庭经济情况及工作、学习等，迫切希望得到及时的救治。

（六）护理问题

1. 气体交换受损

与胸膜腔负压消失、肺萎陷有关。

2. 心排血量减少

与静脉回流减少有关。

3. 体液不足

与大量失血有关。

（七）护理目标

1. 患者能维持正常的呼吸功能。

2. 患者心排出量能维持正常。

3. 患者体液能维持平衡，生命体征稳定。

（八）护理措施

1. 一般护理

（1）提供舒适安静的环境，保持室内空气新鲜，温度及湿度适宜。

（2）做好心理护理，态度和蔼，安慰患者，耐心解释，解除患者的紧张情绪，帮助患者树立信心。

（3）补充营养、维生素，注意水、电解质及酸碱平衡等全身支持治疗。

2. 病情观察

严密观察生命体征变化。密切观察呼吸、血压、脉搏及缺氧症状，观察胸腔引流量及色泽并做好记录。如有进行性出血，应做好开胸手术的准备，监测中心静脉压，及时补足血容量，纠正休克。对于已感染的血胸，遵医嘱早起给予抗生素抗感染治疗，及时行胸腔闭式引流术。

（九）护理评价

1. 患者呼吸功能是否恢复正常，有无气促、发绀等。
2. 患者是否维持着有效的心排血量。
3. 患者生命体征是否平稳，体液是否维持平衡。

（十）健康指导

1. 让患者及其家属了解该疾病的危重性，各项治疗程序以减轻其焦虑并使患者配合治疗。
2. 告诉患者胸腔闭式引流的作用及有关自我护理知识。
3. 如果需要给患者自体输血，应说明自体输血的优点。
4. 让自发性血胸或创伤性血胸患者知道可能的肺萎缩因素从而如何预防复发。

第五节　重症肺结核护理

一、概述

结核病是一种慢性传染病，可侵及全身各系统、各脏器，其中肺结核为最常见的类型，约占结核病的85%。由于营养不良、抵抗力低下、反复发作等原因，肺结核病情可进展为重症肺结核。重症肺结核是指各型血行播散型肺结核、3个肺野以上的浸润型肺结核及慢性纤维空洞型肺结核。患者排菌量大，病变活动，病损广泛，机体免疫力低下，随着干酪样坏死空洞的形成，肺纤维化、肺气肿和损毁肺等不可逆性病变的增多，可并发肺感染、咯血、自发性气胸等，极易发生呼吸衰竭。随着医学科学的发展，可增加重症医学科（ICU）的建立，利用先进仪器和设备对危重患者提供有效的抢救、治疗和护理，提高重症肺结核患者的抢救成功率。

重症肺结核患者的病情变化迅速，护理人员应熟练掌握相关的监测技术、使用方法、指标及临床意义，动态观察病情变化，根据检验结果对患者进行及时、完整、准确的评估，主动积极地采取纠正措施，使患者得到有效救治。以下介绍重症肺结核ICU监测技术及相关概念。

（一）呼吸频率和模式监测

1. 临床观察法

用肉眼观察患者的呼吸频率、模式、活动度等。

重症肺结核患者常因肺部呼吸面积减损而出现程度不同的呼吸困难，望诊可见胸廓不对称，患侧呼吸运动减弱，胸廓塌陷，触诊气管向患侧移位；结核病并发下列症状时可引起不同程度的呼吸困难，如肺不张、胸腔积液、气胸、广泛的胸膜增厚、损毁肺等。重症肺结核患者常见的异常呼吸模式有以下几种。

（1）潮式呼吸（Cheyne-Stokes呼吸）：呼吸由浅慢逐渐变为深快，然后再由深快逐渐变为浅慢，之后经过约20秒呼吸暂停，再开始重复如上过程，即呼吸呈周期性"浅慢－深快－浅慢－暂停"；呼吸过程中呼吸暂停时间可变，呼吸周期30秒至2分钟。肺结核并发糖尿病发生昏迷、肺结核并发充血性心力衰竭时。

（2）间断呼吸（Biot's呼吸）：不规则的间歇呼吸，一段时间加强呼吸，之后呼吸突然停止，然后又突然开始呈周期性"深呼吸－呼吸停止"。见于肺结核并发尿毒症时。

（3）深度呼吸（Kussmal's呼吸）：快速规律的深呼吸，呼吸频率超过20次/分。见于肺结核并发糖尿病酮症酸中毒及出现呼吸性酸中毒时。

（4）长式呼吸（Apeustic呼吸）：长时间喘息、吸气后紧跟短的、无效的呼气。多见于肺结核患者发生大咯血时。

2. 多功能心电监护仪监测法

根据呼吸时胸廓大小的改变引起两电极间电阻抗的变化来监测呼吸频率和呼吸模式。

3. 测温法

通过置于鼻孔或口处的热敏组件，连续测量呼吸气流的温度来监测呼吸频率和模式。

（二）体温监测

发热是肺结核的常见症状之一，表示病灶处于活动或恶化进展阶段。加强体温监测不仅能及时了解病情变化，并可根据情况采取相应的治疗护理措施。

体温监测常用玻璃管汞体温计和电子测温仪两种监测工具。

1. 玻璃管汞体温计

临床护理中常用玻璃管汞体温计测体温，此方法操作方便、易于消毒，但具无连续性、易碎、重症肺结核患者极度消瘦测皮肤温度不准确等缺点。

2. 电子测温仪

主要有热敏电阻测温器或热电偶测温器，带测温头的导线状温度传感器可以按需要置入不同位置的部位和深度，亦可根据特殊要求将测温头放置于某些导管内，常用于 ICU 内不规则发热的患者。

（三）胸部 X 线检查

每日床旁 X 线检查，有利于观察病情变化，还可清楚地观察气管插管、气管切开套管、胃管、胸腔引流管、动脉或静脉插管等的准确位置，为诊断、治疗和护理提供可靠的依据。

（四）脉搏血氧饱和度（SpO_2）监测

重症肺结核患者发生呼吸衰竭和急性呼吸窘迫综合征（ARDS）时，监测 SpO_2 不仅能精确调节最低吸入氧浓度，减少氧中毒，还能确定患者行机械通气的时机，选择合适的通气方式，为撤离呼吸机和拔除气管导管提供参考。

1. 检测方法和原理

脉搏监测血氧饱和度是一种无创性连续监测动脉血氧饱和度（SaO_2）的方法。将传感器置于患者的手指、脚趾、耳垂或前额处，传感器根据氧合血红蛋白和解氧血红蛋白在红光和红外光场下有不同的吸收光谱的特性，获取血氧饱和度数值。

2. 指标判读

一般情况下，SpO_2 的数值与动脉血氧分压值相关，正常值大于 95%。SpO_2 监测可用于评估患者对呼吸机治疗、吸痰和撤离呼吸机等的反应。

3. SpO_2 监测特征

SpO_2 监测具有无创、连续、方便、快捷等优点，但监测时应注意避免影响因素，尽可能获得准确的临床信息。

（五）动脉血气监测

动脉血气监测有着非常重要的临床意义，血气分析结果能帮助判断患者有无呼吸功能障碍和酸碱平衡失调，为及时采取有效治疗护理措施提供重要依据。

1. 动脉血氧分压（PaO_2）

指物理溶解于动脉血液中的氧产生的张力，正常值为 80 ~ 100 mmHg（1 mmHg =0.133 kPa），随年龄增长而降低。动脉血氧分压低于 80 mmHg 称为低氧血症，低于 60 mmHg 为呼吸衰竭的诊断依据，低于 40 mmHg 提示细胞代谢缺氧，严重威胁生命。

2. 动脉血二氧化碳分压（$PaCO_2$）

指物理溶解于动脉血液中的二氧化碳产生的张力，正常值为 35 ~ 45 mmHg。动脉血二氧化碳分压由肺调节，通气不足时动脉血二氧化碳分压升高，出现呼吸性酸中毒；通气过度时动脉血二氧化碳分压降低，出现呼吸性碱中毒。

3. 酸碱值（pH）

pH 为血液中氢离子浓度的负对数，正常值为 7.35 ~ 7.45。

4. 动脉血氧含量（CaO_2）

指 100 mL 动脉血液中所含氧的毫升数，正常值为 8.55 ~ 9.45 mmol/L（19 ~ 21）mL/dL。

5. 动脉血氧饱和度（SaO_2）

指单位血红蛋白含氧百分数，或与氧结合的血红蛋白百分数，正常值为 93% ~ 99%。

6. 碳酸氢根（HCO_3^-）

反映代谢方面情况的指标：

（1）实际碳酸氢根（AB）：直接从血浆测得数据，受代谢和呼吸双重影响。当 $PaCO_2$ 升高时，HCO_3^- 升高，正常值为 21 ~ 27 mmol/L。

（2）标准碳酸氢根（SB）：在隔绝空气、37℃、$PaCO_2$ 为 40 mmHg、SaO_2 为 100% 时测得的 HCO_3^- 含量。不受呼吸因素的影响，基本反映体内 HCO_3^- 储量的多少，比 AB 更为准确，但不能测出红细胞内缓冲作用，也不能反映全部非呼吸酸碱失衡的程度。正常值为 22 ~ 27 mmol/L。健康人 AB 与 SB 的值一致，酸碱失衡时两值不一致：AB > SB，存在呼吸性酸中毒；AB < SB，存在呼吸性碱中毒。

7. 剩余碱（BE）

BE 反映缓冲碱的变化情况，正常值为 –3 ~ 3 mmol/L。BE 为正值提示代谢性碱中毒，BE 为负值提示代谢性酸中毒。

二、护理评估

（一）健康史评估

既往有无慢性肺疾病或与肺疾病相关的住院史。询问以往有无呼吸困难发作，每次发作与体力劳动、体位、季节、气候的关系；有无心脏病、糖尿病及肾脏疾病等；近期是否接触过放射治疗及胸腹腔手术；有无吸入刺激性气味和粉尘；有无过敏史。

（二）身体状况评估

1. 评估患者发病缓急

观察患者的临床表现，如呼吸困难程度、是否发绀、有无精神神经症状，是否有心动过速、心律失常，是否有消化道出血等。

2. 评估有无异常呼吸

观察呼吸的频率、节律和深度，有无呼吸形态的改变，有无异常呼吸音，有无胸廓畸形及异常运动、鼻翼扇动、"三凹征"等，有无皮肤苍白或发绀。

3. 评估伴随身心状况及症状

轻度呼吸困难患者常有疲乏、情绪紧张、失眠等现象；重症者由于缺氧、二氧化碳潴留，出现烦躁不安、意识模糊、嗜睡，甚至昏迷。同时了解有无发热、胸痛、咳嗽、咳痰、粉红色泡沫痰、心悸、发绀、面色苍白、四肢厥冷等伴随症状。

（三）辅助检查评估

1. 实验室检查

检查血常规、动脉血血气分析、血清电解质以了解有无贫血、电解质和酸碱平衡紊乱；还可根据病情选做其他检查，如血糖及酮体、血尿素氮和肌酐等。

2. 影像学检查

可进行 X 线检查，因心肺疾患引起的呼吸困难多有明显的 X 线征象，不同疾病可有相应的变化。

3. 支气管镜检查

可直接观察支气管的病变，并可采取细胞或组织进行生化、免疫、细菌等检查。

4. 肺功能检查

了解慢性呼吸困难患者肺功能损害的性质与程度。

5. 心脏检查

怀疑由心脏疾病引起的呼吸困难患者应做心电图、超声心动图、心向量图等检查。

（四）心理社会评估

评估患者的心理社会状况，呼吸衰竭患者常因呼吸困难产生焦虑或恐惧。出于治疗的需要，患者可能需要接受气管插管或气管切开，进行机械通气治疗，由此加重焦虑情绪。各种监测及治疗仪器也可能加重患者的心理负担。因此，应了解患者及其家属对治疗的信心和对疾病的认知程度。

三、常见护理诊断问题

1. 清理呼吸道无效

（1）主要特征：咳嗽无效或没有咳嗽，不能排除呼吸道分泌物。

（2）次要特征：呼吸音异常，呼吸速率、节律、深度异常。

2. 焦虑

（1）患者在无呼吸机支持时不能有效地进行呼吸。

（2）患者不能维持正常的气体交换。

（3）患者对预后充满恐惧感。

3. 语言沟通障碍

（1）与思维混乱有关。

（2）与脑缺血有关。

（3）与语言能力出现障碍有关，气管内插管、气管切开术使脑组织缺氧和 CO_2 潴留，导致语言表达障碍、意识障碍。

（4）与听力受损有关。

4. 有感染的危险

（1）病理生理因素：与患者机体防卫功能受损有关，继发于慢性疾病、癌症、肾衰竭、糖尿病、免疫抑制、免疫缺陷、白细胞改变或不足、呼吸系统紊乱、肝脏疾病。

（2）治疗因素：与微生物局部侵入有关，继发于手术、气管切开、肠内喂养。

（3）情境因素。

与患者防卫功能受损有关，继发于长期不活动、长时间住院、营养不良、感染史。

与病原体接触（从医院获得）有关。

5. 有皮肤完整性受损的危险

（1）病理生理因素：与降低组织的血液供应和营养有关，继发于糖尿病、贫血、心肺功能失调、体温过高、营养失调、肥胖、脱水、水肿、瘦弱、营养不良。

（2）治疗因素。

与降低组织的血液供应和营养有关，继发于禁食状态。

与机械刺激或压力的影响有关，继发于约束带、鼻胃插管、气管插管。

（3）情境因素。

与化学性创伤有关，继发于排泄、分泌、毒剂或有害物质的刺激。

与继发的活动障碍有关。

与体格消瘦有关。

6. 自理能力缺陷综合征

与继发的缺乏合作有关。

7. 睡眠形态紊乱

（1）入睡或保持睡眠状态困难。

（2）烦躁、情绪异常。

8. 便秘

（1）病理生理因素：与因缺氧造成的肠蠕动降低有关；与梗阻有关。

（2）治疗因素：与麻醉和外科手术对肠蠕动的影响有关。

（3）情境因素：与肠蠕动减少有关，继发于不能活动、缺乏锻炼；与不能在排便时独处有关。

9. 腹泻

（1）病理生理因素：与吸收不好或炎症有关；与感染过程有关。

（2）情境因素：与个人对一些细菌、病毒或寄生虫没有免疫力有关。

10. 不舒适

（1）与不活动或姿势不当有关。

（2）与留置各种管道有关。

11. 气体交换受损

（1）主要特征：用力时感到呼吸困难。

（2）次要特征：意识模糊或紧张不安；嗜睡及疲劳；肺血管阻力增加；氧含量降低、氧饱和度降低，经血气检查测定二氧化碳增加；发绀。

12. 营养失调

（1）主要特征：摄入饮食低于推荐的每日供应量，体重下降。

（2）次要特征：体重低于标准体重和身高的 10% ～ 20%。

13. 口腔黏膜改变

（1）与感染有关，如糖尿病。

（2）与机械刺激有关，继发于气管内插管或鼻胃管。

（3）与营养不良有关。

（4）与唾液分泌减少有关。

14. 有误吸的危险

（1）与意识水平下降有关，继发于麻醉、昏迷。

（2）与咳嗽和呕吐反射抑制有关。

（3）与咽喉反射抑制有关，继发于气管切开或气管内插管、镇静。

（4）与一次喂入量过多有关。

四、护理计划与实施

（一）病情观察

观察患者的意识状态、呼吸、血压、脉搏、尿量、胸部体征、体温、皮肤、血气、痰等的变化。

1. 意识状态

观察患者处于清醒、浅昏迷或深昏迷状态。

2. 呼吸

机械通气过程中要密切监测患者自主呼吸的频率、节律与呼吸机是否同步。

3. 胸部体征

机械通气时，注意观察两侧胸廓活动度、呼吸音是否对称，否则提示气管插管进入一侧气管或有肺不张、气胸等情况。

4. 脉搏

机械通气时气道内压力增高、回心血量减少，可引起血压下降、心率反射性增快。

5. 体温

体温升高是感染的一种表现，也意味着氧耗量及二氧化碳产量增多；体温下降伴皮肤苍白湿冷，则是休克的表现，应找出原因，采取相应措施。

6. 尿量

由于心输出量减少和血压下降，可引起肾血流灌注减少，血中抗利尿激素、肾素和醛固酮水平升高，使尿液的生成与排出减少。

7. 皮肤

皮肤潮红、多汗和表浅静脉充盈，提示有二氧化碳潴留；肤色苍白、四肢末梢湿冷，提示有低血压、休克或酸中毒的表现。在机械通气过程中，如出现表浅静脉充盈怒张，提示周围静脉压增高，循环阻力增加，应及时通知医师，对呼吸机参数进行调节。

8. 痰液的观察

根据痰液量、颜色及性状的改变，正确判断病情变化并采取相应的治疗措施。

（二）维持安全及有效的通气治疗

1. 机械通气时最重要的是维持连续性及紧密性，以确保患者获得足够的供氧和通气。

2. 为确保体弱患者在发生意外时及早得到抢救，呼吸机报警系统要保持启动。

3. 护理人员要在床旁监测，以防发生意外；观察患者是否因病情恶化或机械障碍引起呼吸窘迫和呼吸衰竭。

4. 床旁要有简易呼吸器、吸痰装置及其他急救用品，以便急救时使用。

5. 躁动的患者必要时应给予肢体约束，以防患者在无意中拔除气管插管而发生生命危险。

（三）维持足够的供氧

1. 按医嘱设定呼吸机参数，随时检查，保证呼吸机未被意外改动。

2. 留置胃管，及时引流胃内过多的空气和液体，以减轻胃胀，增进肺部扩张。

3. 使用加湿器，以防因气道分泌物过多而产生气道阻塞，配合胸部物理疗法，促进患者气道内分泌物排出。

4. 机械通气期间，遵医嘱使用镇静剂和止痛剂，以减少不适及焦虑。必要时，应放置防咬牙垫或防咬器于患者口中。

5. 根据病情定时为患者变换体位，这不仅可以防止压疮的发生，也可以促进肺内气体的分布变化，减少肺内痰液的潴留。

（四）提供人工气道有关的护理

1. 环境管理

（1）在医院未设置 ICU 的情况下，将患者置于单人房间，便于管理和抢救治疗。

（2）室内给予通风，每日用含氯消毒液擦拭房间地面 4 次。

（3）保持室内温度 24 ± 1.5℃，湿度 60% ～ 70%。

（4）严格执行消毒隔离制度，定期做空气培养。

（5）正确运送和管理患者的检验标本。

2. 人员

（1）限制探视与工作人员，进入室内者应戴好帽子、口罩，进出病房时严格执行洗手制度。

（2）谢绝上呼吸道感染者入内。

3. 套管的固定

（1）插管后应拍胸部 X 线片，调节插管位置使之位于左、右支气管分叉隆突上 1 ～ 2 cm。

（2）记录插管外露长度：经口插管者应从门齿测量，经鼻插管者应从外鼻孔测量。

（3）固定好插管位置后，每班测量 1 ～ 2 次并记录。

（4）用通透性良好的水胶型皮肤贴膜将导管固定于口腔周围。

（5）气管切开伤口不宜过大，否则插管易脱出。

（6）对神志不清、躁动不安的患者应给予适当的肢体约束，必要时应用镇静剂，尽量减少患者头部的活动或强调头颈部一致转动。

（7）寸带的松紧以能容纳一个手指为宜。

4. 气囊的管理

气囊充气后，压迫在气管壁上，可达到密闭固定的目的，保证潮气量的供给，预防口腔和胃内容物的误吸。但气囊充气量过大，压迫气管黏膜过久，会影响该处的血液循环，导致气管黏膜损伤，甚至坏死。气管的毛细血管压力为 20 ～ 30 mmHg，达 22 mmHg 时对气管血流具有损伤作用，在 37 mmHg 时可完全阻断血流。最理想的气囊压力应小于毛细血管渗透压 25 cmH$_2$O。可以采用最小闭合容量技术及最小漏气技术掌握气囊充气量。

5. 人工气道的湿化

人工气道建立后，使患者失去鼻腔等上呼吸道对吸入气体的加湿加热作用，气体直接进入气道，并且机械通气时被送入流速、容量较大的气体，使呼吸道失水，痰液变黏稠，损伤黏膜纤毛运动系统的功能，使痰液不易排出，甚至阻塞人工气道。吸入气温一般为 32 ～ 37℃，若在 32℃ 以下，气温不足，达不到湿化的目的；若温度在 40℃ 以上，会造成气道损伤。

6. 吸痰

建立人工气道的患者，因会厌失去作用，咳嗽反射减低，使咳痰能力丧失，因此，吸痰至关重要。

（1）吸痰前必须预吸氧：使用连接氧源的简易呼吸器进行手动充气 2 ～ 3 分钟。机械通气患者给予纯氧吸入 3 ～ 5 分钟。

（2）吸痰管插入过程中不能带负压，以避免过度抽吸致肺萎陷。在吸痰管逐渐退出的过程中打开负压，抽吸时旋转吸痰管，并间断使用负压，不仅能增强吸引效果，还能减少黏膜的损伤。

（3）吸痰动作要轻快，每次吸痰时间不宜超过 15 秒，每次吸引间期应吸入纯氧。

（4）吸痰过程中密切监测心电、血压和脉搏血氧饱和度。一旦发生异常，立即停止抽吸，并吸入纯氧。

（5）在整个吸痰过程中应严格遵守无菌操作。

（6）气道分泌物的抽吸应掌握指征，患者有分泌物潴留的表现时再进行吸引。吸痰过度会刺激气管黏膜，使分泌物增加。

（7）吸痰管的外径以能顺利插入的最大外径为妥，一般应略小于人工气道内径的 1/2。

（8）吸引时负压不得大于 50.7 mmHg，以免损伤气道黏膜。尤其对支气管哮喘患者，应避免吸引时的刺激，以免诱发支气管痉挛。

7. 人工气道常见的并发症

（1）气道黏膜溃疡、感染、出血及气道狭窄。

（2）气管食管瘘。

（3）人工气道堵塞。

（4）气管导管脱出。

（5）感染。

（五）维持足够的心输出量及组织灌注

1. 间歇正压通气能够令胸腔内的压力增大，导致心脏受压，心脏的回流、输出、组织灌流因而减少。

2. 观察患者的血压、脉搏、心电活动、尿量及外周组织灌注情况，及早发现病情变化。

（六）维持胃肠道的正常功能及提供足够的营养

1. 尽早留置鼻胃管。

2. 应用胃黏膜保护剂。

3. 确保患者摄取足够的营养，协助患者进行肢体锻炼，轻度活动可以促进胃肠蠕动。

4. 不能采用鼻胃管鼻饲者，尽早应用全肠外营养。

（七）预防感染

1. 护理人员应该勤洗手，减少院内感染。

2. 严格执行无菌操作技术。

3. 减少呼吸机管道不必要的拆卸，以防管路内的细菌播散到病房中。

4. 监测感染。

（八）维持基本的生理照护

1. 眼部护理

定时为患者滴入工泪液，帮助患者闭眼，以防止眼睛受损。

2. 口腔护理

可减少口腔溃疡及口腔定植菌的误吸。

3. 皮肤护理

保持患者的皮肤清洁干燥，经常变换体位，按摩皮肤受压部位，以防发生压疮。

4. 排泄护理

观察患者排泄功能是否正常，找出原因，对症处理。尿失禁患者及早留置尿管，晨晚间护理时给予会阴冲洗，大便失禁患者及时给予肛周护理。

5. 肢体护理

长期卧床患者应定时协助进行肢体活动，帮患者穿上抗栓塞长袜，以免发生下肢静脉栓塞。

（九）心理支持

1. 提供舒适的环境，比如室内安装柔和的灯光，保持安静，控制病室的湿度和温度。

2. 钟表放在患者视线所及范围内，帮助患者建立准确的时间定向力。

3. 与患者保持沟通，不能说话的患者给纸和笔或利用眼神及肢体语言交流。

4. 患者焦虑时，护理人员应给予适当的心理安慰和支持。

五、护理评价

1. 患者是否发生误吸，痰液稀释为 I 度，易于吸出。

2. 患者是否表现出有效咳嗽及肺部气体交换增加，呼吸道是否通畅。

3. 患者的生命体征、血氧饱和度及各项检查结果是否均有所改善。

4. 患者的营养状况是否得到改善。

5. 患者是否发生压疮。

6. 患者是否能保持稳定的情绪、良好的心态。

7. 患者气管插管期间是否能与护理人员进行有效的沟通。

8. 患者应用呼吸机辅助期间肢体功能是否得到了锻炼。

第九章 整形外科护理

第一节　头皮撕脱伤再植手术的护理

一、概述

头皮撕脱伤多因发辫受机械力牵扯，使大块头皮白帽状腱膜下层或连同颅骨骨膜被撕脱所致。它可导致失血性或疼痛性休克。治疗上应在压迫止血、防治休克、清创、抗感染的前提下，行中厚皮片植皮术，对骨膜已撕脱者，需在颅骨外板上多处钻孔至板障，然后植皮。条件允许时，应采用显微外科技术行小血管吻合、头皮原位缝合，如获成活，可望头发生长。

二、护理

（一）早期治疗的护理

1. 术前护理

（1）协助医师用灭菌的敷料加压包扎头部伤口止血，待进行全身检查。建立静脉通路，遵医嘱给予镇痛药，必要时输血。

（2）做好患者的心理护理，稳定患者情绪，树立治疗的信心，配合医护工作。

（3）若患者休克，抗休克治疗。

（4）全身检查时，做神经系统、颅内情况检查，必要时拍颅骨 X 线片，排除颅脑外病变。

（5）有肢体骨折时，应做适当的固定制动。

（6）常规注射破伤风抗毒素（TAT），遵医嘱抗感染治疗。

（7）如未伴随其他部位的损伤，无休克，患者病情稳定，立即行头皮撕脱伤的急诊手术。

2. 术后护理

根据病情及手术方法做好相应的护理。

（1）重点观察患者血压、脉搏和颅内压的变化：如血压波动不稳定，查看是否有伤口渗血、血肿、血容量不足等情况，通知并协助医师采取相应的处理。

（2）保持敷料整洁干燥：如发现渗血、渗液浸透外层辅料，立即用灭菌棉垫覆盖包扎。

（3）做好患者的心理护理：如撕脱伤头皮未能回植或回植不成功，将留下永久性秃发，或还要进行下一步手术治疗。对患者心理造成严重创伤，护士应针对性地进行解释和疏导，使患者面对现实。

（4）保持敷料包扎固定位置正确：无论是头皮回植、皮片或皮瓣移植，术后伤口敷料均应加压包扎固定，不移动、不松脱。对枕部有组织移植者，采取卧位或侧卧位，枕部垫棉卷，减少受压。

（5）有供皮区者应做好供皮区的护理。

（6）头皮撕脱伤伴有眼睑损伤同期修复者，睡前用灭菌油纱覆盖角膜。

（7）术后 7 ~ 10 日根据组织成活情况间断拆线，继续包扎固定 2 周。

（8）形成秃发畸形者，可以采取进一步手术治疗或佩带假发。

（二）晚期治疗的护理

头皮撕脱伤的早期如未能得到正规妥善处理，或正规的头皮回植、皮片及皮瓣移植均失败，都会迁延成晚期问题，应针对不同情况采取相应的治疗护理措施。其护理如下：

1. 形成肉芽创面长期不愈

如伴发严重感染还可以引致颅骨骨髓炎、颅骨坏死，甚至颅内感染。患者有发热、食欲差以及慢性消耗等全身症状，应：①遵医嘱使用抗生素，控制全身感染；②进高热量、高蛋白、易消化饮食；③局部创面细菌培养及药敏试验，清除坏死及移植未成活组织，处理不健康肉芽，培养新鲜肉芽创面，可采取湿敷料或敏感抗生素湿敷，以控制创面感染，争取尽早做表皮移植，消灭创面。

2. 创面表皮愈合，不稳定

由于戴帽、枕头及假发的摩擦，易发生反复破溃，此起彼伏，甚至形成慢性溃疡，还需采取换药措施控制感染，然后全部切除不稳定的瘢痕及溃疡，做中厚皮片移植修复。

3. 创面完全愈合后

若遗留外耳部分或全部缺损、眉缺损、瘢痕挛缩眼睑外翻等畸形时，应针对存在的问题进行相应的整形治疗。

对于部分头皮撕脱，局限于额顶部或一侧颞部所形成秃发者，可采用枕部带发头皮瓣或有发部位用头皮扩张术方法转移修复。

第二节　先天性斜颈矫正手术的护理

一、概述

先天性斜颈系指出生后即发现颈部向一侧倾斜的畸形。其中因肌肉病变所致者称为肌源性斜颈，因骨骼发育畸形所致者称为骨源性斜颈。先天性斜颈的真正原因至今仍不明了。临床表现为颈部肿块、斜颈、面部不对称和其他并发症等。对畸形已经形成，保守治疗无效者，应尽早手术矫正。根据病情采取相应术式：①胸锁乳突肌切断术；②胸锁乳突肌全切术；③部分胸锁乳突肌切除术；④胸锁乳突肌延长术。

二、术前护理

1. 按整形外科术前常规护理。
2. 心理护理：患儿由于肢体运动障碍，社会活动受到限制，在2岁时可出现情绪障碍、行为异常、认知损害等，这就需给予较正常儿童更多的关爱，使其感到安全、满足。应与家长建立良好的医患关系，相互信任和尊重，才能更好地沟通，使家长适应客观事实，克服心理障碍，勇敢地承担起父母的责任和义务，积极配合治疗，从而提高患儿的生活质量。
3. 术前常规准备
（1）为使患儿尽快适应术后不良姿势的矫正及减轻胸锁乳突肌硬块，让患儿每天将头向对侧倾斜，左右转头100～200次，分次进行，使其倾斜及旋转的角度尽量达到相反方向。
（2）教会家长手法辅助患儿矫正，作牵引伸患侧胸锁乳突肌动作，动作要轻柔，并对患侧肌肉加以按摩及热敷。
（3）完善术前各种检查，包括颈椎正侧位X线片和双侧胸锁乳突肌彩色B超，排除手术禁忌证。
（4）预定合适颈托。

三、术后护理

1. 一般护理：按整形外科术后常规护理。
2. 应注意观察面肌活动、眼裂、鼻口位置是否正常，颈是否后仰是否有提肩活动。了解术中是否有面神经和副神经的损伤。

3. 石膏护理：斜颈畸形明显者，在术后均需以头 – 颈 – 胸石膏矫正以维持患儿体位。一般使其固定在能使胸锁乳突肌拉长的状态，使头颈尽力向患侧旋转并向后仰。石膏制动 4～6 周后拆除。术后带有石膏固定者，应注意固定是否确切，石膏下伤口有无渗血，石膏固定是否过紧，压迫血管或阻碍呼吸，如有异常应进行相应的处理。

4. 饮食情况：斜颈患儿对头颈畸形已经习惯，手术后颈向健侧的方向固定，患儿由于不适应这样的体位，常会出现恶心、呕吐，影响营养物质的摄入。家长要注意多关心患儿，耐心哄劝，鼓励患儿多吃食物，以保证营养的需求。

5. 功能锻炼：术后 1 周后可以下床活动。约 6 周后外固定可以解除，应该加强患儿头颈部的功能锻炼。具体做法：面部转向患侧，头向健侧肩部靠近，每日可反复进行多次。这样的练习是为了巩固疗效，所以家长切不可轻视功能锻炼。加强头颈部功能锻炼的护理，长期使头颈部保持在过往矫正位，易使患侧的胸锁乳突肌断端与周围软组织粘连，缺乏弹性。因此拆线后，应该配合医师做头颈部功能锻炼。方法为拆线后指导患儿下颏向患侧，枕向健侧旋转，使胸锁乳突肌在运动中得到松解而富有弹性，锻炼范围要由小到大，循序渐进。

6. 视力锻炼：大龄患儿可有复视，术后要进行视力锻炼。方法为将一物体放在距离患儿 1.5 m 处，让患儿集中注视一定的时间，每天训练在 3 小时左右。

7. 颌枕带牵引的护理：患儿清醒，病情平稳后行颌枕带牵引。牵引重量为 3～4 kg，向健侧偏斜 20°～30°，牵引方向应与床面呈向上 20°，预防枕部压伤。患儿睡眠时要防止压迫颈部造成缺氧或窒息。牵引至拆线时间为 1～2 周。

四、出院指导

1. 向患儿家属讲解康复训练的重要性，使其掌握要领，出院后坚持康复训练，时间不少于半年。
2. 应用颈托固定头在中立位 3～6 个月，大龄儿童固定 2 年左右。
3. 要求患儿按时复诊，分别于出院后 3 个月、6 个月、1 年来院复诊。

第三节　外耳整形手术的护理

一、小耳畸形综合征

（一）概述

先天性小耳畸形是由于胚胎时期第一、二鳃弓及其第一鳃沟的发育异常引起的外、中耳畸形，许多患者还伴有同侧下颌骨和面部软组织的发育不良，涉及颅颌面的畸形。目前，在整形外科中常运用皮肤软组织扩张自体肋软骨支架耳郭再造术（耳郭再造术）完成耳郭的再造，根据缺损范围分为耳郭部分或全耳再造术。由于患者因畸形严重影响容貌，造成一定的生理功能障碍而痛苦，所以求治心理强烈。

1. 病因分类

（1）先天性耳缺损：分 I 度、II 度、III 度。

（2）获得性耳郭缺损：因外伤、感染、肿物切除等原因所致。

2. 主要治疗方法

（1）皮肤软组织扩张自体软骨支架耳郭再造术分为 3 期：① I 期手术（耳后乳突区皮肤扩张器置入术）包括扩张器注水和扩张皮肤休养；② II 期手术（耳后扩张器取出自体肋软骨取出支架形成植入耳郭再造术）；③ III 期手术（再造耳郭修整耳甲腔成形术）。

（2）一次成形手术（耳后扩张器取出运用 Medpor 支架耳郭再造术）。

3. 治疗时机

学龄前儿童 6 岁左右，身高达到 1.2 m 以上行再造耳郭手术。创伤或感染愈合后的患者至少 3 个月进行手术治疗。由于小耳畸形综合征多合并有颅颌面畸形、外耳道闭锁、中耳畸形，临床发现少部分患者合并唇腭裂、先天性心脏病、饼指畸形等，应当根据病情选择性地实施手术。

（二）术前护理

1. 局部麻醉

按整形外科常规。

2. 全身麻醉

按整形外科常规护理。

3. 各期的皮肤准备

（1）Ⅰ期：男性患者剃光头，女性患者患侧耳周入发际 9.99 cm。

（2）Ⅱ期：男性患者剃光头，女性患者患侧耳周入发际 13.32 cm。

（3）Ⅲ期：患者耳后 3.33 cm。

4. 健康宣教

因为耳再造手术时间长，次数多，所以首次治疗应当做好心理准备，特别是患儿需要得到家长的密切配合。耐心讲解 3 次手术，告知费用，安排时间择期手术。

5. 各期的物品准备

Ⅱ期、Ⅲ期准备腹带。

（三）术后护理

1. 全身麻醉者

按全身麻醉术后护理常规进行护理。

2. 专科护理

（1）治疗：遵医嘱给予药物治疗，常规为抗感染和止血。

（2）敷料观察：注意术区敷料有无渗血、渗液，及时通知医师。

（3）引流护理：Ⅱ期、Ⅲ期手术需要观察负压引流，保持通畅防止脱落。每日晨更换负压引流瓶，保持足够的负压。Ⅰ期术后第 3 天拔除引流管，Ⅱ期术后第 5 天拔除引流管。

（4）疼痛护理：Ⅰ期、Ⅲ期手术无须服用镇痛药物，但是需要观察鉴别疼痛性质，若耳部胀痛强烈，应当立即通知医师处理，预防血肿的发生；Ⅱ期手术由于取自体肋软骨，所以可遵医嘱给予镇痛药，必要时肌注哌替啶。还可通过半坐卧位和术前训练腹式呼吸减轻疼痛。

（5）卧位护理：Ⅲ期取舒适卧位即可，平卧避免压伤再造耳。Ⅱ期应当采取摇高床头的方法，利于引流减轻腹部的张力。

（6）腹带护理：Ⅱ期、Ⅲ期手术佩戴腹带，不得随意摘除。

（7）活动：术后可以适当活动，但是避免跳跃、哭闹等剧烈运动，进食应当使用健侧咀嚼。Ⅱ期术后 1 天鼓励患者下床活动，以利伤口愈合。

（8）饮食护理：禁食过硬、过冷或过热的食物，少食海鲜类容易过敏的食物。

（9）术区缝线：Ⅰ期术后第 7 天拆线，Ⅱ期、Ⅲ期术后第 10 天拆除。

（四）出院指导

告知患者回院拆线的具体时间。

1. Ⅰ期出院指导

（1）向患者及家属交代注水目的、方法以及注意事项。

（2）每周 3 次隔日进行扩张器注水并做记录。注水量依据患者年龄、注水次数、皮肤状况等不同。嘱患者注水后观察皮瓣颜色后再离院。

（3）注水前请进食，以免精神紧张诱发低血糖而虚脱。

（4）注意观察扩张区皮肤，正常应光滑、红润、逐渐增大、皮温同体温且无痛感。若扩张皮瓣出现苍白、发绀、红肿、热痛、注水后不见扩大或扩张后皮肤破溃，应立即与医师联系。

（5）扩张皮肤应保持清洁，冬季涂抹油膏保持湿润；夏季防蚊虫叮咬，防晒，若有水疱痤疮、疖肿等及时告知医务人员。

（6）嘱患者穿着柔软衣服，帽檐避免硬质材料，以免磨破扩张后的皮肤。

（7）注水至所需用量后停止注水，扩张后皮肤修养4周时间，修养期同样需要保护好扩张的皮肤。佩戴耳罩或耳枕保护扩张皮肤。少去人多的地方，防止挤压碰撞扩张的皮肤。

（8）保持扩张后的皮肤及周围清洁，拆线后48小时后方可淋浴。淋浴时注意水温，避免热水直接淋在扩张的皮肤上。

（9）预防上呼吸道感染，增强体质。

2. Ⅱ期出院指导

（1）再造耳郭后防冻、防晒、防碰撞、防挤压，不要佩戴弹力线帽，以免影响局部血运。

（2）再造耳痂皮切勿强行撕扯，湿润后轻拭。建议1个月后回院复查清洗再造耳。胸部伤口可在拆线48小时后清洗。

（3）继续佩戴耳罩加以保护。

（4）胸部伤口腹带固定时间应在3~6个月，避免瘢痕增生。

（5）发现钢丝脱出、软骨外露等异常情况时，及时来院就诊。

（6）建议1年后来院行Ⅲ期手术。

3. Ⅲ期出院指导

（1）同Ⅱ期出院指导前5项。

（2）耳甲腔加深者，回家后应继续用棉球填塞耳甲腔部位3个月。

二、附耳及耳前瘘管切除术

（一）概述

附耳俗称小耳朵，为位于耳屏前方的赘生组织，其形状、大小多种多样。治疗方法是将附耳切除，并切除其含有的软骨组织。切除前应当考虑不加重面部的畸形。对位于耳屏前方，且与耳屏融合在一起的附耳，切除时可以利用其再造耳屏。

耳前瘘管是一种常见的耳部先天性疾病。此病常有家族史，可一侧或双侧同时存在，瘘管口很小，可位于耳前或耳周的各个不同部位，瘘管内可有异臭味的分泌物溢出或用手指可以挤出。临床上经常因排流不畅导致慢性化脓性感染、脓肿、破溃，甚至形成瘢痕。治疗方法是完整彻底地进行手术切除。

（二）术前护理

1. 局部麻醉

按整形外科常规。

2. 全身麻醉

按整形外科常规护理。

3. 皮肤准备

根据耳部畸形程度，遵医嘱指导患者理发。

4. 耳前瘘管

若处于急性期，应待感染控制后再行手术，必要时遵医嘱采取抗生素混合液湿敷换药处理。

（三）术后护理

1. 全身麻醉

按全麻术后护理常规进行护理。

2. 专科护理

（1）术区敷料需加压包扎，并保持固定。

（2）术后注意观察有无渗液、渗血，若渗出物有异味及时通知医师。

第四节　唇裂修复术的护理

一、概述

唇裂是颌面部最常见的先天畸形，常伴有腭裂。主要是妊娠前 3 个月胚胎口周组织发育受阻致上唇融合缺陷造成的。

先天性唇裂的发生率在 1/1 000 左右。唇裂的病因尚不清楚，近年来的研究证明与下列因素有关：遗传因素、营养因素、病毒感染、药物因素、内分泌的影响、放射线等。

婴儿娩出后可见唇部缺陷畸形。常伴有同侧鼻孔、鼻翼不同程度的畸形。临床上根据唇裂的部位，分为单侧唇裂、双侧唇裂、正中唇裂。

根据唇裂裂隙的程度，又可分为三度：

Ⅰ度唇裂：指只限于红唇的裂开。

Ⅱ度唇裂：指红唇及上唇部分裂开，但未及鼻底。

Ⅲ度唇裂：指红唇、上唇、鼻底完全裂开，常伴有齿槽嵴裂或腭裂。

唇裂只有通过手术治疗才能恢复唇部的正常功能和形态。现在一般认为唇裂修复手术的时机为出生后 3 个月左右。双侧唇裂因手术复杂，创口出血较多，宜在 3 ~ 6 个月进行，体重应达到约 5 kg，血红蛋白 >100 g/L。一般不建议在患儿刚出生时就实施手术。

唇裂修复手术的历史悠久，方法很多。常采用的有矩形瓣法、三角瓣法、旋转推进法。在实施手术时术者根据自己的经验、患者的具体情况完成手术。现在针对 Ⅰ度、Ⅱ度唇裂采取的微创口内入路手术方式，保护了上唇皮肤的完整性，避免了瘢痕的形成，使术后唇部的形态基本恢复正常。

现在手术中常用皮肤黏合剂和可吸收缝线，免去了术后拆线，减少了患儿的痛苦。皮肤黏合剂的隔离作用有效地减少了伤口的污染机会，保证了伤口 Ⅰ 期愈合。

二、术前护理

1. 了解患儿基本情况，包括营养状况、体重、血红蛋白是否达标、面部有无感染灶、有无上呼吸道感染，测量生命体征。

2. 患儿入院后嘱家属用勺、滴管喂食患儿，使其适应术后进食方式。

3. 保持室内空气清新，及时增减衣物，预防上呼吸道感染。

4. 清洁面部、口腔及全身皮肤，更换清洁的病服，洁面后不涂抹任何护肤品。

5. 术前向患儿家属交代注意事项，如患儿的禁食、水时间及进食、水后导致呕吐误吸的危害性。

6. 指导患儿母亲使用吸奶器吸出奶后喂食患儿。

7. 完善术前检查，安慰患儿家属，等待手术。

8. 按整形外科术前护理常规。

三、术后护理

1. 按全身麻醉和整形外科术后及麻醉护理常规。

2. 小夹板固定患儿双肘关节，防止抓伤口，患儿安睡时可松解。

3. 保持伤口清洁，术后 24 小时后，每日用 3σ 过氧化氢清除血痂，75% 乙醇或碘附消毒一次；如有鼻涕等污物，及时清洁干净。如使用皮肤黏合剂涂抹伤口可免去上述步骤，根据患儿情况清洁术区。

4. 保护术区勿受外力撞击，如家属身体、床、玩具等。

5. 术后饮食要求：唇裂患儿术后清醒后可喂少量（1 勺，约 3 mL）水湿润口腔，减轻干渴不适。6 ~ 8 小时后可给予少量葡萄糖水，遵循由少到多的原则。若无呕吐、可开始用滴管或汤匙喂乳，如患儿因伤口疼痛而拒食，可适当补充液体以保持水电解质平衡，食物温度为温凉，可减少伤口出血，减轻疼痛。

6. 注意预防上呼吸道感染。

7. 遵医嘱应用抗生素，预防术区感染。

四、出院指导

1. 唇裂患儿用勺进流食 3 周后，可吸吮乳头进食。

2. 进食后用漱口液或清水漱口，保持口腔清洁。

3. 佩戴鼻管患儿，注意安全，勿使鼻管吸入呼吸道；注意皮肤有无红肿、破溃；每日应清洗鼻管。如有异常情况，暂时中止佩戴鼻管。

4. 拆线 48 小时内，伤口不要沾水。

5. 按时涂抹外用药，持续用药 3 ~ 6 个月。

第五节　唇裂继发畸形矫正术的护理

一、概述

唇裂继发畸形为唇裂早期修复后，随着生长发育，遗留显现各种畸形。这些畸形需要进一步手术治疗。手术时机主要集中在上学前和 18 岁前后。

唇裂继发畸形的主要表现在唇部和鼻部以及上颌骨的畸形。因人而异，而且畸形的程度各不相同，一般包括：上唇瘢痕、唇红不齐、唇红厚度不对称、鼻孔过大过小、鼻翼塌陷等。唇裂术后常需针对皮肤、黏膜、肌肉、软骨的畸形进一步修复。

二、术前护理

1. 了解患者基本情况，包括营养状况、面部有无感染灶、有无上呼吸道感染、生命体征基本情况。

2. 保持室内空气清新，及时增减衣物，预防上呼吸道感染。

3. 清洁面部、口腔及全身皮肤，更换清洁的病服，洁面后不涂抹任何护肤品。

4. 术前向患者及家属交代注意事项，如全身麻醉手术要清洁肠道，告知禁食、水时间等。

5. 完善各项术前检查，安慰患者及家属，耐心等待手术。

三、术后护理

1. 按整形外科及麻醉术后护理常规。

2. 术后密切观察伤口渗血情况，如有大量渗血，应立即处理。

3. 夹板固定患者双肘关节，防止抓伤口，患者安睡时可松解。

4. 保持伤口清洁，术后 24 小时后，每日用 3% 过氧化氢清除血痂，75% 乙醇或碘附消毒一次；如用皮肤黏合剂涂抹伤口，每日用 75% 乙醇消毒一次。

5. 保护术区勿受外力撞击，如家属身体、床、玩具等。

6. 注意预防上呼吸道感染。

7. 遵医嘱应用抗生素，预防术区感染。

四、出院指导

1. 饮食以软食为主。

2. 进食后用漱口液或清水漱口，保持口腔清洁。

3. 佩戴鼻管患者，注意安全，勿使鼻管吸入呼吸道；注意皮肤有无红肿、破溃；每日应清洗鼻管。如有异常情况，暂时中止佩戴鼻管。

4. 拆线 48 小时内，伤口不要沾水。

5. 按时涂抹外用药，持续用药 3 ~ 6 个月。

6. 如伤口未完全愈合，尽量少戴口罩。

7. 术区感觉未恢复前，勿烫伤、勿受外力撞击，以免造成术区损伤。

8. 短期内术区肿胀、麻木、瘢痕较硬，3个月或更长时间恢复。

参考文献

［1］毛红云，李红波. 临床常见疾病的护理常规与健康教育［M］. 武汉；华中科技大学出版社，2017.

［2］程利. 临床护理技能实训教程［M］. 北京：科学出版社，2017.

［3］高玉芳，魏丽丽，修红. 临床实用护理技术及常见并发症处理［M］. 北京：科学出版社，2017.

［4］于卫华. 护理常规［M］. 合肥：中国科学技术大学出版社，2017.

［5］李文华，秦小旭. 护理人际沟通［M］. 镇江：江苏大学出版社，2017.

［6］晏志勇，邓香兰. 护理心理学［M］. 西安：西安交通大学出版社，2017.

［7］李云芳. 临床护理技能学［M］. 北京：人民卫生出版社，2017.

［8］金立军. 健康评估［M］. 北京：北京大学医学出版社，2017.

［9］张永生，郎红娟. 专科疾病护理观察指引［M］. 北京/西安：世界图书出版公司，2017.

［10］王丽芹，付春华，张浙岩. 内科病人健康教育［M］. 北京：科学出版社，2017.

［11］罗云建. 肿瘤内科护理全过程质量控制手册［M］. 沈阳：辽宁科学技术出版社，2017.

［12］于红. 临床护理［M］. 武汉：华中科技大学出版社，2016.

［13］杨霞，孙丽. 呼吸系统疾病护理与管理［M］. 武汉：华中科技大学出版社，2016.

［14］潘瑞红. 专科护理技术操作规范［M］. 武汉：华中科技大学出版社，2016.

［15］王美芝，孙永叶. 内科护理［M］. 济南：山东人民出版社，2016.

［16］刘立席. 康复评定技术［M］. 北京：人民卫生出版社，2016.

［17］田桂莲，郭磊. 内科护理项目化实训教程［M］. 济南：山东人民出版社，2016.

［18］席明霞，邓长辉. 护理风险防范应急预案流程［M］. 北京：科学技术文献出版社，2016.

［19］张洪君. 临床护理与管理信息化实践指南［M］. 北京：北京大学医学出版社，2016.

［20］计进. 实用护理应急预案与处理流程［M］. 武汉：华中科技大学出版社，2016.

［21］杨惠花，眭文洁，单耀娟. 临床护理技术操作流程与规范［M］. 北京：清华大学出版社，2016.

［22］丁淑贞，丁全峰. 消化内科临床护理［M］. 北京：中国协和医科大学出版社，2016.

［23］余雨枫. 护理美学［M］. 北京：中国中医药出版社，2016.

［24］苏兰若，宋冰. 护理管理学［M］. 上海：上海科学技术出版社，2016.

［25］章雅青，王志稳. 护理研究［M］. 北京：北京大学医学出版社，2016.